「十三五」国家重点图书出版规划项目

中医古籍名家点评丛书

总主编 ◎ 吴少祯

清·黄宫绣 ◎ 著

盛增秀 ◎ 主审

王英 ◎ 点评

安欢 ◎ 整理

脉理求真

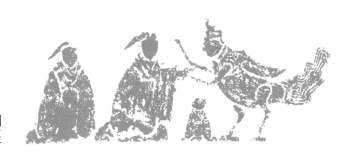

 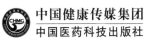

中国健康传媒集团

中国医药科技出版社

图书在版编目（CIP）数据

脉理求真/（清）黄宫绣著；盛增秀主审；王英点评. —北京：中国医药科技出版社，2018.12

（中医古籍名家点评丛书）

ISBN 978 - 7 - 5214 - 0537 - 8

Ⅰ.①脉… Ⅱ.①黄… ②盛… ③王… Ⅲ.①脉学 Ⅳ.①R241.1

中国版本图书馆 CIP 数据核字（2018）第 246895 号

美术编辑 陈君杞

版式设计 南博文化

出版 **中国健康传媒集团** | 中国医药科技出版社

地址 北京市海淀区文慧园北路甲 22 号

邮编 100082

电话 发行：010 - 62227427 邮购：010 - 62236938

网址 www.cmstp.com

规格 710×1000mm $\frac{1}{16}$

印张 5 ¾

字数 70 千字

版次 2018 年 12 月第 1 版

印次 2023 年 4 月第 3 次印刷

印刷 三河市百盛印装有限公司

经销 全国各地新华书店

书号 ISBN 978 - 7 - 5214 - 0537 - 8

定价 **18.00 元**

获取新书信息、投稿、为图书纠错，请扫码联系我们。

❀ | 出版者的话

　　中医药是中国优秀传统文化的重要组成部分之一。中医药古籍中蕴藏着历代名家的思维智慧与实践经验。温故而知新，熟读精研中医古籍是当代中医继承、创新的基石。新中国成立以来，中医界对古籍整理工作十分重视，因此在经典、重点中医古籍的校勘注释，常用、实用中医古籍的遴选、整理等方面，成果斐然。这些工作在帮助读者精选版本、校准文字、读懂原文方面发挥了良好的作用。

　　习总书记指示，要"切实把中医药这一祖先留给我们的宝贵财富继承好、发展好、利用好"，从而对弘扬中医药学、更进一步继承利用好中医药古籍提出了更高的要求。为此我们策划组织了《中医古籍名家点评丛书》，试图在前人整理工作的基础上，通过名家点评的方式，更进一步凸显中医古代要籍的学术精华，为现代中医药的发展提供借鉴。

　　本丛书遴选历代名医名著百余种，分批出版。所收医药书多为传世、实用，且在校勘整理方面已比较成熟的中医古籍。其中包括常用经典著作、历代各科名著，以及古今临证、案头常备的中医读物。本丛书致力于将现有相关的最新研究成果集于一体，使之具备版本精良、校勘细致、内容实用、点评精深的特点。

参与点评的学者，多为对所点评古籍研究有素的专家。他们学验俱丰，或精于临床，或文献功底深厚，均熟谙该古籍所涉学术领域的整体状况，又对其书内容精要揣摩日久，多有心得。本丛书的"点评"，并非单一的内容提要、词语注释、串讲阐发，而是抓住书中的主旨精论、蕴含深义、疑惑谬误之处，予以点拨评议，或考证比勘，溯源寻流。由于点评学者各有专擅，因此点评的形式风格也或有不同。但其共同之点是有益于读者掌握、鉴识所论医籍或名家的学术精华，领会临床运用关键点，解疑破惑，举一反三，启迪后人，不断创新。

我们对中医药古籍点评工作还在不断探索之中，本丛书可能会有诸多不足之处，亟盼中医各科专家及广大读者给予批评指正。

中国医药科技出版社

2017年8月

余序

　　作为毕生研读整理、编纂古今中医临床文献的一员，前不久，我有幸看到张同君编审和全国诸多相关教授专家们合作编撰《中医古籍名家点评丛书》的部分样稿。感到他们在总体设计、精选医籍、订正校注，特别是名家点评等方面卓有建树，并能将这些名著和近现代相关研究成果予以提示说明，使古籍的整理探索深研，呈现了崭新的面貌。我认为这部丛书不但能让读者系统、全面地传承优秀文化，而且有利于加强对丛书所选名著学验主旨的认识。

　　在我国优秀、靓丽的文化中，岐黄医学的软实力十分强劲。特别是名著中的学术经验，是体现"医道"最关键的文字表述。

　　《礼记·中庸》说："道也者，不可须臾离也。"清代徽州名儒程瑶田说："文存则道存，道存则教存。"这部丛书在很大程度上，使医道和医教获得较为集中的"文存"。丛书的多位编集者在精选名著的基础上，着重"点评"，让读者认识到中医药学是我国优秀传统文化中的瑰宝，有利于读者在系统、全面的传承中，予以创新、发展。

　　清代名医程芝田在《医约》中曾说："百艺之中，惟医最难。"特别是在一万多种古籍中选取精品，有一定难度。但清代造诣精深的名医尤在泾在《医学读书记》中告诫读者说："盖未有不师古而有济于今者，亦未有言之无文而能行之远者。"这套丛书的"师古济今"十分昭著。中国医药科技出版社重视此编的刊行，使读者如获宝璐，今将上述感言以为序。

中国中医科学院

余瀛鳌

2017年8月

目录 | Contents

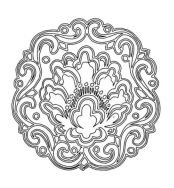

全书点评 ⊛

　　《脉理求真》为清代著名医药学家黄宫绣编著，成书于 1769 年。本书叙述脉理，并对脉法中某些重要的问题作了扼要的阐析，其脉学理论切合临床实际，实用价值高，是学习和研究中医脉法的重要参考资料。

一、黄宫绣及其《脉理求真》

　　黄宫绣，字锦芳，号绿圃，江西宜黄县棠阴镇君山乡人。生于清雍正九年（1731），卒于清嘉庆二十三年（1818），享年 87 岁。是江西省历史上十大名医之一。

　　黄宫绣出身于书香世家，向习举子业，嘉庆九年（1804）甲子科乡试，钦赐举人。嘉庆十年（1805）乙丑科会试，赐进士出身，钦授翰林院检讨，仕途腾达。黄氏天资聪敏，精通医理，勤于著述，自幼对医药之学情有独钟。他搜罗医书，潜心钻研，凡有"一义未明确，一意未达，无不搜剔靡尽，牵引混杂，概为删除……，断不随声附和，主张认病必先明脉理，治病必先识药性，尤应注重实践，探求真理"。故所著医书均以求真为务，共撰有《医学求真录》《脉理求真》《本草求真》《锦芳太史医案求真初稿》医著 4 种，其中《脉理求真》《本草求真》两书流传最广、影响最大。本次点评以浙江省中医药研究院馆藏清乾隆三十九年（1774）绿圃斋刻本为底本，并参考其他版本予以整理。

《脉理求真》全书共分 3 册。第一册为《新著脉法心要》，是在先哲遗论与群贤脉学著作的基础上，缀其精华，参以黄氏的经验，对各种脉象的部位、特点及其主病主症进行了详细的论述，强调诊脉之道贵乎灵活，洞察脉诊之精微，重视四诊合参；第二册为《新增四言脉要》，是黄氏在李士材据崔嘉彦《四言脉诀》改编而成《新著四言脉诀》的基础上，对"驳杂未清之处……加意增删"，参订而成，"俾文义简明，脉症悉赅，庶读者一览而知，而不致有烦苦缺略之憾耳"；第三册载录汪昂所撰"十二经脉歌""奇经八脉歌"，阐明十二经脉与奇经八脉在人体经络运行中的作用，最后附"新增脉要简易便知"，对 30 种临床常见脉象及奇经八脉之主病进行总结概述，简明扼要，便于掌握。

二、主要学术思想

1. 诊疾之要，先明脉象

"认病必先明脉理"是黄氏重视脉诊之明鉴。诊察脉象的变化，是判断身体健康状况和推断疾病进退预后的重要手段之一，脉象的形成与脏腑气血密切相关，若脏腑气血发生病变，血脉运行就会受到影响，脉象就有变化。《脉理求真》开篇即曰："脉为血脉，一身筋骨，皆于是宗；一身疾痛，皆于是征。"

为了便于后学者正确掌握各种脉象的鉴别，黄氏不仅对 30 种常见脉象的形状、主病进行了详细的阐述，还采用"对待""比类""纲目"等形式对不同的脉象进行对比、归类、分析，明确脉象的特点及与相似脉象之区别，便于后学掌握。如在"对待"中，明确了浮与沉、数与迟、滑与涩、实与虚、长与短、大与小、紧与缓、革与牢、动与伏、洪与微、促与结、弦与芤、濡与弱、代与散等脉象的不同，并总结道："对待既明，则病的阴阳表里虚实可知。"黄氏通过"比类"的形式，将相类似的脉象进行了对比分析，"洪与实皆为有力，然洪则重按少衰，实则按之益强矣。革与牢皆大而弦，而革以浮见，牢以沉见矣。"如此详细的描述，对临床鉴别脉象起到了重要的指导作用，故曰："比类既明，则诸几疑脉可辨。""纲目"者，即是根据脉之大小形体、至数、往来之象、部位、举按之则等将脉以纲目区分，"有言形体，曰洪……是即大脉之属也；有言形体，曰细……是即小脉之属也。有言至数，曰疾……是即数脉之属也；有言至数，曰缓……是即迟脉之属也。"等等，最后以阴阳两纲概之，"纲之大者，曰大、曰数、曰长、曰浮，阳之属也。纲之小者，曰迟、曰涩、曰短、曰沉，阴之属也"，并强调："纲目既明，则脉自有所归。"

诊疾察脉，黄氏还非常重视胃气之存亡。《素问》曰："人无胃气曰逆，逆者死……脉无胃气亦死。"对此，黄氏在本书中专列胃脉篇进行详细的阐述，"盖元气之来，脉来和缓；邪气之至，脉来劲急。必得脉如阿阿，软若阳春柳，方为脾气胃脉气象耳。"认为人之胃气中和，脉旺于四季。并以微弦、微洪、微浮、微实等语描述四季有胃气之脉象，总以"和缓"为要。五脏之脉需和缓，四季之脉也宜和，"不见有和缓之气，则为真脏脉见，而为不治之症矣。"并谓此乃"诊家要诀"。

2. 尊古不泥，阐发己见

黄氏深究医理，博采众长，其研究脉学，既不泥古薄今，也不厚今薄古，而是在吸取前人之长的基础上，结合自己的临证经验予以阐发，冀后学者能够通晓脉学之理，掌握诊脉的方法。

黄氏在《新著脉法心要》开篇指出："考诸先哲遗论，固多精义独标，旨归若揭，以为后世章程。"所以书中对各种脉象的论述，均缀取先贤之论，然后附以《濒湖脉学》的歌赋，对各种脉象特点、所主病症进行阐述，但对于有些"牵引时令，巧借生死刻应，敷衍满幅"，以及"就脉就症，分断考求，毫无变换"的弊端，则参以自己的观点予以纠偏。如就诊脉部位而言，《脉经》有曰："寸主射上焦，出头及皮毛，竟手；关主射中焦，腹及腰；尺主射下焦，少腹至足。"至王叔和两手寸口脉的寸、关、尺分部和脏腑分候等诊脉方法出，后世医家沿用至今，黄氏认为此诊脉方法还不够全面，"此皆就上以候上，中以候中，下以候下之谓也。"他根据自己的临床经验，提出了"六部之浮，皆可以候心肺；六部之沉，皆可以候两肾；六部之中，皆可以候肝脾"的观点，进一步完善了寸口脉法的内容。又如，对于时令之脉的描述，黄氏就前贤对时令脉的认识提出了不同的看法，"《四诊抉微》《脉诀归正》诸书所论时令脉体，多以生死刻应敷衍，理虽不易，然非临症切脉确论。"认为时令脉当强调一个"和"字，"春脉宜微弦而和，夏宜微洪而和，秋宜微浮而和，冬宜微实而和"，只有当时令之脉失"和"，则为真脏脉见而难治矣。黄氏敢于在前人的基础上，结合自己的临床经验，提出不同的观点，完善补充脉诊的方法，充分体现了师古而不泥古的治学态度

3. 持脉之道，贵在变通

脉象因不同的个体、不同的病因、不同的病理变化而有千变万化，有独现一种脉象者，有兼而有之者，有脉与证相符者，有证与脉相违者，故黄氏在《脉理求真》的开篇即提出了"持脉之道，贵乎活泼。若拘泥不通，病难以测"的诊脉宗旨。持脉贵乎活泼，即是要医者在诊脉时，既要掌握脉理之常，更要了解脉诊之变，知常而达变，才能准确地对疾病做出诊断。例如其在论述头痛脉象时说："头痛在上，本应寸见，而少阳阳明头痛，则又在于两关，太阳头痛，则又在于左尺，是痛在于上者，又不可以上拘矣。"同样，对于在下的淋浊病，黄氏有曰："淋遗在下，本应尺求，而气虚不摄，则病偏在右寸，神衰不固，则病偏在左寸，是淋遗在下者，又不可以下拘矣。"在上在下之病，因其病因不同，脉象也有所不同，临症当仔细辨别，"若局守不变，则所向辄迷，又安能审独求真，而得病之所归者乎？"

4. 望闻问切，四诊同参

黄氏临床重视诊脉，但也不是独守脉诊，而是强调临床诊病当望闻问切四诊合参，并认为望闻问切乃"医家要事"。故书中不仅在30种脉象的阐述中强调四诊合参，同时还专列"脉真从脉""症真从

症"脉见有力无力难凭""脉兼望闻问同察"等篇强调四诊合参的重要性。例如，《脉兼望闻问同察》有曰："《经》所云脉浮为风，为虚，为气，为呕，为厥，为痞，为胀，为满不食，为热内结，类皆数十余症。假使诊脉得浮，而不兼以望闻问以究其真，其将何以断病乎？"四诊合参，黄氏认为需要结合患者的禀赋、生活环境、生活习惯、病之新久、素体脉象的变化等诸多因素，"然后合于所诊脉象，以断病情，以定吉凶。"否则"若仅以脉为诊，而致以寒为热，以热为寒，以表为里，以里为表，颠倒错乱，未有不伤人性命者矣。"其重视四诊合参的学术思想跃然纸上，对后学临床起到了积极的指导作用。

此外，黄氏还结合自己的临床经验，对脉学进行了阐发。例如书中对六淫七情脉象的阐述，"浮为风，紧为寒，虚为暑，濡为湿，数为燥，洪为火，此六淫应见之脉也"，"喜伤心而脉散，怒伤肝而脉急，恐伤肾而脉沉，惊伤胆而脉动，思伤脾而脉短，忧伤肺而脉涩，悲伤心而脉促，此七情受伤之脉也。"外感内伤之脉象既明，则临床辨证有据可依矣。又如，根据脉象判断疾病之虚实，"口舌生疮，必与洪疾为实，虚则多属中气不足"；通过脉象确定疾病部位，"齿虽属肾，而齿龈则属于胃，故辨齿痛脉象，……寸关洪数与弦，断其肠胃风热，未可尽以肾求也"；借助脉象察其疾病的预后，"如果病属有余，其脉应见浮洪紧数，若使其脉无神，或反见沉微细弱，便非吉矣；病属不足，其脉应见沉微细弱，若使其脉鲜胃，或反见洪大数急，则非吉矣。"强调脉必与证相符，"病有阴阳，脉亦阴阳，顺应则吉，逆见则凶。"

三、学习要点

《脉理求真》是在《内经》《难经》《脉经》等经典著述的基础上，广泛博览《濒湖脉学》《诊家正眼》《诊宗三昧》等后贤诸家脉学专著，并结合黄氏自己的临证经验，对各种脉象部位、特点、所主病症等进行了阐述与发挥，进一步丰富和完善了脉学的内涵，黄氏这种严谨的治学态度，值得我们认真学习。

学习中要认真体会黄氏"持脉之道，贵乎活泼"的学术思想，黄氏不仅在30多种常见的脉象中阐述了脉象所主病证及其变化特点，使读者既能知晓脉理之常，也能了解脉象之变。而且通过"对待""比类""纲目"等对脉象进行了全面的分析归类，读者如果能仔细体会，则脉之阴阳表里虚实变化了然于心，对于提高临床脉诊水平是大有帮助的。

黄氏重视脉诊，但也不轻视望、闻、问三诊，书中多处强调了四诊合参之重要性，指出："若仅以脉为诊，……未有不伤人性命者矣"，"望闻问切，乃属医家要事"，所以在本书的学习中，既要了解脉学理论，掌握其临床运用，更要明白在临床应用上，脉诊并不是独立的，而应该结合望、闻、问三诊的信息综合分析，或舍脉从症，或舍症从脉，从而为中医辨证施治提供重要的依据。

总之，黄氏的脉学理论切合临床实际，深受后世医家推崇，为中医脉学的发展做出了重要贡献。挖掘整理和研究黄宫绣的脉理学说，对于进一步完善与发展中医脉诊学，加强中医学术流派的研究与传承，提高中医诊疗水平，指导中医临床实践，具有十分重要的意义。

王　英

2018 年 5 月

脉理求真第一册

新著脉法心要

绣按：脉为血脉，一身筋骨，皆于是宗；一身疾痛，皆于是征。考诸先哲遗论，固多精义独标，旨归若揭，以为后世章程。然有牵引时令，巧借生死刻应，敷衍满幅。与夫就脉就症，分断考求，毫无变换，似非临症要语。是篇缀精聚华，僭①为鄙句，既以去乎肤廓②，复更化裁尽变，推行尽通，洵③医中之活泼，脉法之吃紧至要处也。用是另为篇帙，聊赘数言，以弁其首。又按：篇中所论脉要，前半止就脉象部位，闲闲叙入，各就要处指明。至后始将诊脉大要，层层剥进，不令诊法稍有遗义，如《中庸》所论极致之功，反求其本，以至声色俱泯而后已。读者慎毋取其脉象部位，而置后幅变活要义于不审也。晦庵朱子曰：古人察脉非一道，今世惟守寸关尺之法，所谓关者多不明。独俗传《脉诀》，词最鄙浅，非叔和本书，乃能直指高骨为关。然世之高医，以其书赝④，遂委去而羞言之。云间钱溥曰：晋太医令王叔和著《脉经》，其言可守而不可变。及托叔和《脉诀》，而医经之理遂微。盖叔和为世所信重，故假其名而得行耳。然医道之日浅，未必不由此而误之也。张璐《诊宗三昧》云：王氏《脉经》、全氏《太素》，多拾经语，溷厕杂毒于中，偶展一卷，不无金屑入眼之憾。至于紫虚《四诊》、丹溪《指掌》、婴宁《枢要》、《濒湖脉学》、士材《正眼》等书，靡不称誉于时，要皆刻舟求剑、按图索骥之说，而非诊要切语矣。

【点评】黄氏研习医学十分重视脉理，本着"认病必先明脉

---

① 僭(jiàn 件)：表示自谦。
② 肤廓：言辞空泛，不切实际。
③ 洵(xún 寻)：假借为"恂"。诚然，确实。
④ 赝：假的，伪造的。

理"之宗旨，对脉学理论予以了重点阐发。本册即是在先哲遗论与群贤脉学著作的基础上，缀其精华，详细阐述各种脉象部位、特点、所主病症等，冀后学者既能明白各种脉象的特征，又能掌握脉诊在临证中的应用。

部位

持脉之道，贵乎活泼。脉，按《内经》谓之经隧，后人谓之经脉，林之翰指为肌肉空松之处，包藏营气，而为昼夜运行不息之道路，所以载脉者也。若拘泥不通，病难以测。姑以部位论之：如左寸心部也，其候在心与膻中；右寸肺部也，其候在肺与胸中。左关肝部也，其候在肝胆；右关脾部也，其候在脾胃。左尺肾部也，其候在肾与膀胱、小肠；右尺三焦部也，其候在肾与三焦、命门、大肠。寸上为鱼际，尺下为尺泽。故察两寸而知头面、咽喉、口齿、头痛、肩背之疾，察关而知胁肋、腹背之疾，察尺而知腰腹、阴道、脚膝之疾，此皆就上以候上，中以候中，下以候下之谓也。《内经》曰：尺内两旁，则季胁也。尺外以候肾，尺里以候腹。中附上，左外以候肝，内以候膈；右外以候胃，内以候脾。上附上，右外以候胸，内以候胸中；左外以候心，内以候膻中。前以候前，后以候后。上竟上者，胸喉中事也；下竟下者，少腹腰股膝胫中事也。张景岳曰：小肠大肠，皆下部之腑，自当应于两尺。而二肠又连于胃，气本一贯，故《内经》亦不言其定处，而但曰大肠小肠皆属于胃，是又于胃气中察二肠之气。自叔和以心与小肠合于左寸，肺与大肠合于右寸，其谬甚矣。绣按：论脉经络贯接，则大小肠自当诊于两寸；论脉上下位置，则大小肠又当诊于两尺。而乌程林之翰专推王氏《脉经》，本以经络贯注当诊寸之说著为管窥附余，其理虽属不易，但将诸家大小肠诊尺之说借为诋毁，以表独得，不惟理与《内经》相违，且更生其上下倒置之弊矣。然五脏六腑，其脉靡不悉统于肺。肺虽五脏之一，而实为气之大会，故于右关之前一分号为气口，候之以占终身焉。吴草庐曰：脉行始于肺，终于肝，而复会于肺。肺为气所出之门户，故名曰气口，而为气之大会，以占终身。且诸气不能自致于肺，又必借胃水谷以为输将，以为灌溉，故胃又为先天之气化，后天之本源，而为诸气之统司焉。每见阴虚血耗之人，日服六味、四物而不得阴长之力，其故实基此耳。岂尽于六部是求，而不归于气口胃气是诊乎？提出胃气为诊脉之要。胃气者，谷气也。谷气减少，即为胃气将绝，血何从生。今人好用四物，而不顾瞻谷食多寡，以阻生血之源者，比比皆是。《经脉别论》云：食气入胃，经气归于肺，肺朝百脉，气归于权衡，权衡以平，气口成寸，以决死生。《营卫生会》云：人食气于谷，谷入于胃，以传于肺，五脏六腑，皆以受气。其清者为营，浊者为卫，营行脉中，卫行脉外。命门相火虽寄在右，肾水虽寄在左，然肾同居七节，一阴一阳，精气皆主，闭蛰封藏，令各得司，岂肾独归于左而不于右可诊乎？至于三部并取而为九候，则在表在里在中，又各见于六部之浮中沉。是盖外以候外，里以候里，中以候中，岂尽寸阳尺阴所能统其表里者乎？头痛在上，本应寸见，而少阳阳明头痛，则又在于两关，邪传足少阳胆经，头痛在左关；邪传足阳明胃经，头痛在右关。太阳膀胱头痛，则又在于左尺，是痛在于上者，又不可以上拘矣。淋遗在下，本应尺求，而气虚不摄，则病偏在右寸，神衰不固，则病偏在左寸，是淋遗在下者，又不可以下拘矣。中气虚而吐泻作，则吐似在于寸，泻亦应在于尺，如何偏于关求以固脾胃？二气混而中道塞，则治应在两关，如何偏宜升清以从阳、苦降以求阴？则病在于上中下者，又不可尽以所见之部拘之矣。部位难拘如此！绣按：六部之浮，皆可以候心肺；六部之沉，皆可以候两肾；六部之中，皆可以候肝脾。且两肾之脉，有时偏以浮见、寸见；心肺之脉，有时偏以沉见、尺见；肝脾之脉，有时偏以浮沉见、尺寸见。王宗正曰：诊脉当从心肺俱浮、肝肾俱沉、脾在中州之说，若王叔和独守寸关尺部位以测病，甚非。

【点评】此节阐明了诊寸口脉之意义及寸关尺不同部位脉象的脏腑所属。并依据《难经·十八难》：“脉有三部九候，各何主之？然：三部者，寸、关、尺也。九候者，浮、中、沉也”之三部九候论，结合自己的临床经验，指出脉象的三部九候虽各有所主，但并非独立以候证，临证贵在变通。"六部之浮，皆可以候心肺；六部之沉，皆可以候两肾；六部之中，皆可以候肝脾"，点出了临证诊脉既要知晓脉理之常，也要了解脉象之变，知常达变，方称周全，体现了黄氏"持脉之道，贵乎活泼"的学术思想。

胃脉

再以脉象论之，如肝脉宜弦，弦属本脏，然必和滑而缓，则弦乃生，若使中外坚搏强急之极，则弦其必死矣。心脉宜洪，洪属本脏，然必虚滑流利，则洪乃生，若使洪大至极，甚至四倍以上，则洪其必死矣。脾脉宜缓，缓属本脏，然必软滑不禁，则缓乃平，若使缓而涩滞，及或细软无力，与乍数乍疏，则缓其必死矣。肺脉宜浮，浮即肺候，然必脉弱而滑，是为正脉，若使虚如鸡羽，加以关尺细数，喘嗽失血，则浮其见毙矣。肾脉沉实，实即肾候，然必沉濡而滑，方为正脉，若使弦细而劲，如循刀刃，按之搏指，则实其莫救矣。说脏脉只好如斯，不可搬演过甚，以致要处反略。景岳曰：凡肝脉但弦，肾脉但石，名为真脏者，以无胃气也。盖元气之来，脉来和缓；邪气之至，脉来劲急。必得脉如阿阿①，软若阳春柳，方为脾气胃脉气象耳。胃气脉象，不过如是。更须察其谷食是否减少，是否消化。若谷食日少，速当于此审治，不得于此混进濡滞等药。夫胃气中和，旺于四季。其在于春，脉宜微弦而和，说时令脉，只好如斯，多则便涉支蔓矣。独怪世人专以时令生克强记满腹，其脉如何形象，如何变换，如何真假，全不体会。夏宜微洪而和，秋宜微浮而和，冬宜微实而和。使于四季，而不见有和缓之气，则为真脏脉见，而为不治之症矣。胃脉宜审如此，故六脉皆可察胃有无，岂必在于右关之胃而始定其吉凶哉？扫尽时令生克肤

---

① 阿阿：垂长柔美貌。

辞①，独标和缓、微弦、微洪等语以名胃脉，真得诊家要诀。绣按：《四诊抉微》《脉诀归正》诸书所论时令脉体，多以生死刻应敷衍，理虽不易，然非临症切脉确论。

【点评】《素问·平人气象论》曰："平人之常气禀于胃。胃者，平人之常气也。人无胃气曰逆，逆者死……人以水谷为本，故人绝水谷则死，脉无胃气亦死。"脉之有无胃气，黄氏突出一"和"字，五脏之脉需和缓，四季之脉也宜见和，尤其从容和缓是有胃气的主要标志，"不见有和缓之气，则为真脏脉见，而为不治之症矣"。并谓此乃"诊家要诀"。同时从部位上来说，六脉皆可察其是否和缓而判断胃气之有无，非独仅在于右关。

浮脉

其有所云浮者，下指即显浮象，举之泛泛而流利，按之稍减而不空。凡芤大洪革，虚濡微散，皆属浮类。不似虚脉按之不振，芤脉按之减小，濡脉绵软无力也。语出张璐。又濒湖"体状诗"曰：浮脉惟从肉上行，如循榆荚似毛轻；三秋得令知无恙，久病逢之却可惊。又"相类诗"曰：浮如木在水中浮，浮大中空乃是芤；拍拍而浮是洪脉，来时虽盛去悠悠。浮脉轻平如捻葱，虚来迟大豁然空；浮而柔细方为濡，散似杨花无定踪。浮为虚损不足，凡风暑胀满不食，表热喘急等症，皆有上浮之义。若使浮而兼大，则为伤风；浮而兼紧，则为伤寒。张璐曰：外感暴得，多见人迎浮盛。浮而兼滑，则为宿食；浮而兼缓，则为湿滞；浮而兼芤，则为失血；浮而兼数，则为风热；浮而兼洪，则为狂躁。然总不越有力无力、有神无神以为区别。若使神力俱有，是为有余，或为火发，或为气壅，或为热越，可类推也。神力俱无，是为不足，或为精衰，或为气损，可因明也。岂可概指为表为热乎？张

---

① 肤辞：肤浅空泛的言辞。

景岳曰：凡浮大弦硬之极，甚至四倍以上者，《内经》谓之关格，此非有神之谓，乃真阴虚极，而阳亢无根，大凶兆也。林之翰曰：浮脉须知主里。凡内虚之症，无不兼浮。如浮芤失血，浮革亡血。内伤感冒而见虚浮无力，痨瘵阴虚而见浮大兼疾，火衰阳虚而见浑浑革至，浮大有力。又如真阴竭于下，孤阳浮于上，脉必浮大而无力，按之微细欲绝者，当益火之源。岂可以脉浮不审虚实，而妄用发表之剂乎？

【点评】浮脉不尽主表，据其脉象所兼，而有寒热虚实之别，诊脉时尤其要体会脉之有力无力、有神无神，如脉有力有神则为有余之病，如脉无力无神则为不足之症。如果不明此理，见脉之浮，即用表散，危殆之祸将旋踵而至。切记切记！

沉脉

沉则轻取不应，重按乃得。凡细小实伏牢弱，皆属沉类。不似实脉之举指逼逼，伏脉之隐于筋骨也。语出张璐。又濒湖"体状诗"曰：水行润下脉来沉，筋骨之间软滑匀；女子寸兮男子尺，四时号此为和平。"相类诗"曰：沉帮筋骨自调匀，伏则推筋着骨寻；沉细如绵真弱脉，弦长实大是牢形。沉为痰寒不振，水气内伏，停饮不化，宿食不消，气逆不通，洞泄不闭，故见内沉。若使沉而兼细，则为少气；沉而兼迟，则为痼冷；沉而兼滑，则为宿食；沉而兼伏，则为霍乱绞痛；沉而兼数，则为内热；沉弦而紧，则为心腹疼痛。然总不越有力无力以为辨别。盖沉实有力，宜消宜攻；沉虚无力，宜温宜补。然亦有有力宜温，无力宜攻，另有义详于后，当细互参。若使沉紧而数，又兼头痛发热恶寒，虽曰脉沉，仍属寒蔽，当作表治，岂可概认为里，而不用以升发乎？张璐曰：脉显阴象而沉者，则按久愈微。若阳气郁伏，不能浮应卫气于外，脉反伏匿而沉者，则按久不衰。阴阳寒热之机，在乎纤微之辨。伤寒以尺寸俱沉为少阴受病，故于沉脉之中，辨别阴阳为第一关捩①。林之翰曰：沉脉须知主表。如寒闭腠理，卫气不通，经气涩滞，脉不见浮而沉；气郁脉闭，下手便见，而脉亦沉；真阴久虚，真阳衰惫，外邪乘虚直入，而脉亦沉。是沉仍属表证。

【点评】与前浮脉同理，沉脉不尽主里，临证当仔细辨别。

数脉

数则呼吸定息每见五至六至，应指甚速。凡滑动紧促四脉，皆属数类。不似滑脉之往来流利，动脉之厥厥动摇，疾脉之过于急疾也。语出张璐。又濒湖"体状诗"曰：数脉息间常六至，阴微阳盛必狂烦；浮沉表里分虚实，惟有童儿作吉看。又"相类诗"曰：数比平人多一至，紧来如数似弹绳；数而时止名为促，数见关中动脉形。又曰：七至为极为疾，八至为脱，九至为绝。数为寒热内搏，风火冲激。是以人见数脉，多作热治。讵②知脉有真假，数有虚实，仍须察其兼症兼脉眼意周到，及脉有力无力，以为分耳。若使数兼洪滑，且极有力，或是内热蒸腾，伏火发动，当作实看。如系细小强滑细数绵软，纵有身热，须宜温治。或引阳归阴，其数自平；或补精化气，其数自除；或温中发表，其气自舒；或宣壅去滞，其数自消。矧③有并无热候，症见虚寒，脉见虚数，温补尚恐不及，其可以数为热，妄用苦寒之味乎？景岳曰：里数为热，而真热者未必数。凡虚损之症，阴阳俱困，气血张皇，多有是候。林之翰曰：数脉须知主寒。如脉浮数大而无力，按之豁然而空，此阴盛逼阳外浮，是寒焰也。医家竟不审病新久，有力无力，鼓与不鼓，一概混投寒剂，遽④绝胃气，可不畏哉！

---

① 捩（liè 列）：转折点。
② 讵（jù 巨）：岂，怎。
③ 矧（shěn 审）：况且。
④ 遽：马上。

【点评】数脉常因邪热鼓动，血行加速，脉见数象，故"人见数脉，多作热治"。但数脉不尽为热，其也有虚实之分。数而洪滑有力，为实热无疑，若数而细小，按之无力，当作虚治。临证不辨，见脉之数，一概投以苦寒清热之剂，则危症立至。慎之！慎之！

迟脉

迟则呼吸定息不及四至，举按皆迟。凡代涩结伏，皆属迟类。不似涩脉之三五不调，缓脉之去来徐缓也。语出张璐。又濒湖诗曰：迟来一息至惟三，阳不胜阴气血寒；但把浮沉分表里，消阴须益火之原。又"相类诗"曰：脉来三至号为迟，少快于迟作缓持；迟细而难知是涩，浮而似大以虚推。又曰：二至为败。迟为虚寒不振，阳气不舒，故见迟滞。若迟而见浮，则为表寒；迟而见沉，则为里寒；迟而见涩，则为血病；迟而见滑，则为气病；迟兼滑大，则多风痰头痹；迟兼细小，则为真阳亏弱。或阴寒留蓄而为泄泻，或元气不营于表而寒栗拘挛，总皆元气亏损，不可妄施攻击。然亦有热邪内结，寒气外郁，而见气口脉迟者；又有阳明腑症悉具，而见脉迟有力者；又有太阳脉浮，因误下结胸，而见脉迟者；又有余热未清，而脉多迟滞。总在知脉起止，及察症候以分虚实，讵可一见脉迟，便认为寒，而不究其滑涩虚实之异哉？景岳曰：迟虽为寒，凡伤寒初退，余热未清，脉多迟滑，见迟不可以概言寒。林之翰曰：迟脉须知主热。如热邪壅结，隧道不利，失其常度，脉反变迟。又云：辨脉必须合症审察。如举按无力，是主寒之迟脉；举按有力，症兼胸膈饱满，便闭溺赤，是主热之迟脉。涩滞正是热邪蕴结于内，致经脉濡滞而行迟也。

【点评】迟脉总以寒邪郁滞、气血不足论之。但迟脉也可因热邪蕴结，或余热未清，致气机失常，脉来见迟。故曰见迟不可概言寒，"而不究其滑涩虚实之异哉？"

长脉

长则指下迢迢，上溢鱼际，下通尺泽，过于本位，三部举按皆然。凡实牢弦紧，皆属长类。不似大脉举之盛大，按之少力也。语出张璐。又濒湖"体状相类诗"曰：过于本位脉名长，弦则非然但满张；弦脉与长争较远，良工尺度自能量。李士材曰：状如长竿，直上直下，首尾相应，非若他脉上下参差首尾不匀者也。长为气治无病之象。经曰：长则气治。然必长而和缓方为无病。若使长而浮盛，其在外感，则为经邪方张；内损，则为阴气不足而脉上盛。至于风邪陷阴，脉应微涩，乃于阴脉微细之中，而忽兼有长脉，是为热邪外发，而有将愈之兆矣，又岂可作病进之象乎？仲景曰：太阴中风，四肢烦疼，阳脉微阴脉涩而长者为欲愈。

短脉

短则寸上尺下，低于寸尺。凡微涩动结，皆属短类。不似小脉之三部皆小弱不振，伏脉之独伏匿不前也。语出张璐。又濒湖"体状相类诗"曰：两头缩缩名为短，涩短迟迟细且难；短涩而浮秋喜见，三春为贼有邪干。短则止见尺寸，若关中见短，则上不通寸为阳绝，下不通尺为阴绝矣，故关从无见短之理。戴同父云：关不见短。李士材曰：短脉只见于尺寸。然尺寸可短，依然无阴绝矣。殊不知短脉非两头断也，特两头俯而沉下，中间突而浮起，仍自贯通者也。短为阳气不接，或中有痰气食积而成。然痰气食积阻碍气道，亦由阳气不力，始见阻塞。故凡见有阻塞之症者，当于通豁之内加以扶气之品，使气治而豁自见矣。若使中无阻塞而脉见短隔，急当用大温补以救垂绝，否则便尔不治矣。

【点评】短脉与长脉的区别：长脉超过本位，短脉则不及本位。长脉主气治、主气盛；短脉主气虚、主气郁。

正常人气血旺盛，精气盛满，脉气盈余，故搏击之势过于本位，可见到长而柔和之脉，为强壮之象征。反之，因气血亏虚或痰气凝食阻塞，气血难以达于四肢，亦不能充盈脉道，致使寸口脉短小，短而有力为气郁、气滞；短而无力为肺气虚，中气不足。故《素问·脉要精微论》有曰："长则气治，短则气病。"

大脉

大则应指满溢，既大且长，按似少力。凡浮芤洪长，皆属大类。不似长脉但长不大，洪脉既大且数也。张璐。大有虚实阴阳之异，不可一律。如见大而有力，则为阳气有余，其病则进；大而无力，则为正气不足。大偏于左，则为邪盛于经；大偏于右，则为热盛于阴。大而兼涩兼芤，则为血不内营；大兼实兼沉，则为实热内炽。大而浮紧，则为病甚于外；大而沉短，则为痞塞于内。大实而缓，虽剧且生；大实而迫，虽静即死。故凡脉大，必得症与脉应，方云无碍。若使久虚而见脉大，利后而见脉大，喘止而见脉大，产后而见脉大，皆为不治之症矣。张璐曰：诸脉皆小，中有一部独大者，诸脉皆大，中有一部独小者，便以其部断其病之虚实。

小脉

小则三部皆小，而指下显然。凡微细短弱，皆属小类。不似微脉之微弱依稀，细脉之微细如发，弱脉之软弱不前按之乃得，短脉之首尾不及也。张璐。小为元气不足，及病已退之势，如因病损小，其脉兼弱，见于人迎则为胃气衰也，见于气口则为肺气弱也，见于寸口则为阳不足也，见于尺内则为阴不足也，此皆无力之象。若使小而有力，脉兼滑实，则为实热固结。然脉不至急强，四肢不逆，犹云胃气之未绝。若胃气既无，生气已失，其奚济乎？经曰：切其脉口滑小紧益沉者，病益甚在中。又曰：温病大热而脉反细小，手足逆者死。显微曰：前大后小，则头痛目眩；前小后大，则胸满短气。

【点评】大小之脉，正好相反。虚损不足之证见脉大者，必大而无力，为元气亏损之极，不治也；同样，"温病大热而脉反细小，手足逆者死。"所以，无论大脉小脉，"必得症与脉应，方云无碍。"

洪脉

洪则既大且数，累累珠联，如循琅玕①。来则极盛，去则稍衰。《素问》。凡浮芤实大，皆属洪类。不似实脉之举按逼逼，滑脉之软滑流利，大脉之大而且长也。语出张璐。又濒湖"体状诗"曰：脉来洪盛去还衰，满指滔滔应夏时；若在春秋冬月分，升阳散火莫狐疑。"相类诗"曰：洪脉来时拍拍然，去衰来盛似波澜；欲知实脉参差处，举按弦长愊愊坚②。《诊家正眼》云：洪脉只是根脚阔大，却非硬坚。若使大而坚硬，则为实脉，而非洪脉矣。洪为火气燔灼，凡烦渴、狂躁、斑疹、腹胀、头疼、面热、咽干、口疮、痈肿等症，靡不由此曲形。如见脉洪而浮，则为表热；脉洪而沉，则为里热；脉洪而滑，则为兼痰。至于阳亢之极而足冷尺弱，屡下而热势不除，洪数不减，与脉浮而洪，身汗如油，泄泻虚脱，脉见洪盛者，皆为难治，不可强也。《经》曰：形瘦脉多气者死。景岳曰：若洪大至极，甚至四倍以上者，是即阴阳离绝关格之脉也。林之翰曰：凡久嗽久病之人，及失血下痢者，俱忌洪脉。

---

① 琅玕(láng gān 郎干)：圆润如珠的美玉。
② 愊(bì 必)愊坚：郁结状。

【点评】洪脉者，邪热亢盛之脉象也。但若阴亏于内，虚阳浮越于外而见脉洪者，则为阴阳离决之象，属危急重症，临床当予重视。

微脉

微则似有若无，欲绝不绝，指下按之，稍有模糊之象。凡细小虚涩，皆属微类。不似弱脉之小弱分明，细脉之纤细有力也。语出张璐。

又濒湖"体状相类诗"曰：微脉轻微瞥瞥乎，按之欲绝有如无；微为阳弱细阴弱，细比于微略较粗。微为阳气衰微之候，凡种种畏寒、虚怯、胀满、呕吐、泄泻、眩晕、厥逆并伤精失血等症，皆于微脉是形，治当概作虚治。语出景岳。又李士材曰：仲景云，瞥瞥如羹上肥状，其软而无力也。萦萦如蚕丝状，其细而难见也。轻取之而如无，故曰阳气衰；重按之而欲绝，故曰阴气竭。长病得之死，谓正气将次灭绝也；卒病得之生，谓邪气不至深重也。然有痛极脉闭，脉见沉伏，与面有热色，邪未欲解，并阴阳俱停，邪气不传，而脉俱见微者。若以微为虚象，不行攻发，何以通邪气之滞耶？必热除身安，方为欲愈之兆耳。

李时珍曰：轻诊即见，重按如欲绝者，微也。往来如线而常有者，细也。

【点评】微，小也，弱也。微脉主虚，主阳气不足。但微脉也有因痛极或邪气郁结，脉行不利而见微象者，则需疏通邪气为主。一虚一实，临证当仔细辨别。《诊家枢要》曰：微脉，"长病得之多不可救者，谓正气将次灭绝也；卒病得之犹或可生者，谓邪气不至深重也"，可参。

实脉

实则举按皆强，举指逼逼。凡弦洪紧滑，皆属实类。不似紧脉之迸急不和，滑脉之往来流利，洪脉之来盛去衰也。语出张璐。又濒湖"体状诗"曰：浮沉皆得大而长，应指无虚幅幅强；热蕴三焦成壮火，通肠发汗始安康。"相类诗"曰：实脉浮沉有力强，紧如弹索动无常；须知牢脉帮筋骨，实火微弦更带长。实为中外壅满之象，其在外感而见脉实而浮，则有头痛、发热、恶寒、鼻塞、头肿、肢体疼痛、痛毒等症可察；脉实而沉，则有腹满硬痛等症可察。内伤脉实洪滑，则有诸火、潮热、癥瘕、血瘀、痰饮、腹痛、喘逆等症可察；脉实沉弦，则有诸寒壅滞等症可察。更以气血诸实等症兼观，则病情在我，而无可遁之病矣。但脉云实，尚有何虚？既有虚象，便不云实。总在医人诊其脉气果实不实耳。实脉有寒实热实之分。但今人止知病有热实，而不知有寒实，殊为可惜。景岳云：火邪实者，洪滑有力，为实热等症；寒邪实者，沉弦有力，为诸痛滞等症。又曰：实脉有真假，真实者易知，假实者易误，故必问其所因，而兼察形症，方是高手。

【点评】实脉主实症，而有脉实而浮、脉实而沉之外感内伤之别，又有脉实洪滑、脉实沉弦之因热因寒之分。特别需要注意的是，实脉也有真假之不同，临床当脉症合参。张景岳《脉神章》曰："若是实脉而无实症，即是假实脉；有是实症而无是实脉，即假实症也。"

虚脉

虚则豁然浮大而软，按之不振，如寻鸡羽，久按根底不乏不散。凡芤濡迟涩，皆属虚类。不似芤脉之豁然中空，按之渐出；涩脉之软弱无力，举指即来；散脉之散漫无根，重按久按，绝不可得也。语出张璐。又濒湖"体状相类诗"曰：举之迟大按之松，脉状无涯类谷空；莫把芤虚为一例，芤来迟大如慈葱。虚为气血空虚之候，故浮而虚者为气衰，沉而虚者为火微，虚而迟者为虚寒，虚而数者为水涸，虚而涩者为血亏，虚而弦者为土衰木盛，虚而尺中微细小为亡血失精，虚而大者为气虚不敛。要皆分别施治，无有差错，斯为之善。然总不可用吐用下，以致益见其虚矣。仲景云：脉虚者不可吐，腹满脉虚复厥者不可下，脉阴阳俱虚热不止者死。

【点评】虚脉总以气血亏虚为候，据其脉象所兼，益气补血分而治之。切忌益虚其正气，而犯虚虚实实之戒。

紧脉

紧则往来劲急，状如转索，虽实不坚。脉紧有力，左右弹人，如绞转索，如切紧绳。凡弦数之属，皆属紧类。不似弦脉之端直如弦，牢革之强直搏指也。语出张璐。又濒湖"体状诗"曰：举如转索切似绳，脉象因之得紧名；总是寒邪来作寇，内为腹痛外身疼。《汇辨》云：紧较于弦，更加挺劲之异。丹溪云：紧如二股三股纠合为绳，必旋绞而转，始得紧而成绳。可见紧之为义，不独纵有挺急，抑且横有转侧也。紧为阴邪内闭，如脉见浮紧，则必见有头痛、发热、恶寒、咳嗽、鼻塞、身痛不眠表证；脉见沉紧，则必见有胀满、厥逆、呕吐、泻利、心胁疼痛、风痫疝癖里证。然总皆是阳气不到，以至于是耳。仲景云：曾为人所难，紧脉从何来？假令亡汗若吐，以肺里寒，故令脉紧也。假令咳者，坐饮冷水，故令脉紧也。假令下利，以胃中虚冷，故令脉紧也。

【点评】《濒湖脉学》曰："紧为诸痛主于寒，喘咳风痫吐冷痰，浮紧表寒需发越，沉紧温散自然安。"寒为阴邪主收引，寒邪侵袭机体，脉来绷急而搏指，根据寒邪在表在里，或发散或温里，寒邪散而诸恙差也。

缓脉

缓则来去和缓，不疾不徐。凡虚濡微细，皆属缓类。不似濡脉之指下绵软，虚脉之瞥瞥虚大，微脉之微细而濡，弱脉之细软无力也。语出张璐。又濒湖"体状诗"曰：缓脉阿阿四至通，柳梢袅袅飐轻风；欲从脉里求神气，只在从容和缓中。李士材曰：缓以形脉宽缓得名，迟以至数不及为义。蔡氏曰：缓而和匀，不浮不沉，不大不小，不疾不徐，意思欣欣，悠悠扬扬，难以名状者，此真胃气脉也。若纯缓不兼，犹经所谓但弦无胃气则死。**缓为平人正脉，无事医治。若使缓而兼大，则为伤风；缓而兼细，则为湿痹；缓而兼涩，则为血伤；缓而兼滑，则为痰滞。尤必察其有力无力，以为区别。如使缓大有力，则为有余，其症必见燥热；缓软无力，则为不足，其症必见虚寒。岂可一见是缓，便指属虚，而不合症为之分别乎？**景岳曰：缓脉有阴有阳，其义有三：凡从容和缓，浮沉得中者，此自平人正脉。若缓而滑大者多实热，如《内经》所言者是也。缓而迟细者多虚寒，即诸家所言者是也。林之翰曰：缓脉须知主热。如脉长大而软，来去宽纵不前，即张太素所谓如丝在经，不卷其轴之谓，是曰纵缓，主于热也。

【点评】缓为平人正脉，但若缓而兼挟其他脉象，则又当据其所兼而分别治之。

芤脉

芤则如指着葱，浮取得上面之葱皮，却显弦大，中取减小空中，按之又着下面之葱皮而有根据。凡浮革弦洪，皆属芤类。不似虚脉之瞥瞥虚大，按之豁然无力也。语出张璐。又濒湖"体状诗"曰：芤形浮大软如葱，按之旁有中央空；火犯阳经血上溢，热侵阴络下流红。"相类诗"曰：中空旁实乃为芤，浮大而迟呼脉虚；芤更带弦名曰革，芤为亡血革寒虚。芤为血虚不能濡气，其症必见发热、头昏、目眩、惊悸、怔忡、喘急、盗汗、失血、脱血。然或芤见微曲，则芤必挟瘀积阻滞。芤兼弦强搏指，症见血溢身热，则芤又为真阴槁竭。所以芤挟瘀积阻滞，止属一部两部独见，若至左右皆芤，或兼弦搏，定为必死之候，无足异也。戴同父云：营行脉中，脉以血为形,芤脉中空,脱血之象也。

【点评】"芤则如指着葱",二头有而中间空,很好的形容了芤脉之象。营行脉中,中空之脉,失血之象也,故曰"芤又为真阴槁竭"。王叔和《脉经》有曰:"三部脉芤,长病得之生,卒病得之死",此句未免有些偏颇。因为临床暴失血的患者常常见有芤脉,经过紧急救治,还是能够起死回生。但也因此而告诫,临床见有芤脉,急当救护阴血为要。

濡脉

濡则虚软少力,应指虚细,如絮浮水,轻手乍来,重手乍去。凡虚微细弱,皆属濡类。不似虚脉之脉大无力,微脉之微细如丝,弱脉之沉细软弱也。语出张璐。又濒湖"体状诗"曰:濡形浮脉按须轻,水面浮绵力不禁;病后产中犹有药,平人若见是无根。"相类诗"曰:浮而柔细知是濡,沉细而柔作弱持;微则浮微如欲绝,细来沉细近于微。注曰:浮细如绵曰濡,浮而极细如绝曰微,沉细如绵曰弱,沉而极细不断曰细。濡为胃气不充,凡内伤泄泻自汗喘乏,多有是脉。张璐、士材论极精明,谓其治宜峻补。不似阴虚脱血,纯见细数弦强,欲求濡弱,绝不可得也。盖濡脉之浮软与虚脉相类,但虚则浮大,而濡则弱小也;濡脉之细小与弱脉相类,但弱则沉分,濡则浮分也;濡脉之软弱与微脉相类,但微则欲绝,而濡则力微也;濡脉之无力与散脉相似,但散则从大而按之则无,濡则从小而渐至无力也。夫从小而渐至无力,气虽不充,血犹未败;从大而按之即无,则气无所统,血已伤残,阴阳离散,将何所恃而可望其生乎?由斯言之,则濡与散,不啻天渊矣!所以濡脉多责胃气不充,或外感阴湿,故治宜温补而不可用伤残之药耳。李士材曰:濡脉者,浮小而软也。

【点评】濡脉之虚软少力与虚、弱、微、散等脉相似，但濡脉又有别于以上四种脉象，黄氏论之极详，临床当仔细甄别。

弦脉

弦则端直而长，举之应指，按之不移。凡滑大坚搏之属，皆属弦类。不似紧脉之紧急有力，状如弦索弹手，革脉之弦大而数也。语出张璐。又濒湖"体状诗"曰：弦脉迢迢端直长，肝经木旺土应伤；怒气满胸常欲叫，翳蒙瞳子泪淋浪。"相类诗"曰：弦脉端直如丝弦，紧则如绳左右弹；紧言其力弦言象，牢脉弦长沉伏间。蔡西山曰：阳搏阴为弦，阴搏阳为紧，阴阳相搏为动，虚寒相搏为革，阴阳分体为散，阴阳不续为代。弦为血气不和，气逆邪胜，积聚胀满，寒热胁痛，疟痢疝痹等症。景岳。然总由于木盛土衰水亏而成。但以弦多弦少以证胃气之强弱，弦实弦虚以证邪气之虚实，浮弦沉弦以证表里之阴阳，寸弦尺弦以证病气之升沉。无论所患何症，兼见何脉，但以和缓有神，不乏胃气，虽弦无碍。张璐。若弦而劲细强直，是无胃气，岂能治乎！戴同父曰：弦而软，其病轻；弦而硬，其病重。李时珍曰：浮弦支饮外溢，沉弦悬饮内痛，疟脉自弦，弦数多热，弦迟多寒，弦大主虚，弦细拘急，阳弦头痛，阴弦腹痛，单弦饮癖，双弦寒痼。若不食者，木来克土，必难治矣。

【点评】弦脉是临床常见的脉象之一，主肝胆病、疼痛、痰饮等，弦脉也是胃气衰败的脉象，有胃气则生，所以弦脉"但以和缓有神，不乏胃气，虽弦无碍"。需要注意的是：弦脉亦见于老年健康者。而春季也多见生理性弦脉，其脉象与病理性弦脉相比较为柔和。

弱脉

弱则沉细软弱，举之如无，按之乃得，小弱分明。凡微濡细小，皆属弱类。不似微脉按之欲绝，濡脉按之若无，细脉之浮沉皆细也。语出张璐。又濒湖"体状诗"曰：弱来无力按之柔，柔细而沉不见浮；阳陷入阴精血弱，白头尤可少年愁。弱为阳气衰微，凡见是脉，必须用温补以固其阳，以补胃气。然必兼滑而和，可卜胃气之未艾。若弱更兼之以涩，并少壮暴病忽见是脉，则为气血交败，多致难治。《素问》曰：脉弱以滑，是有胃气；脉弱以涩，是谓久病。病后老弱见之顺，平人少年见之逆。仲景曰：阳陷入阴故恶寒发热。又云：弱主筋，沉主骨，阳浮阴弱，血虚筋急。柳氏曰：气虚则脉弱，寸弱阳虚，尺弱阴虚，关弱胃虚。

【点评】弱为阳气不足之象，故见于病后老弱之人乃为正脉，而平素身体健壮或少年阳气旺盛之人忽见弱脉，往往为气血交败，多为危候，故曰"多致难治""见之逆"。

滑脉

滑则往来流利，举之浮紧，按之滑石。凡洪大芤实，皆属滑类。不似实脉之逼逼应指，紧脉之往来劲急，动脉之见于一部，疾脉之过于急疾也。语出张璐。又濒湖"体状诗"曰：滑脉如珠替替然[①]，往来流利却还前；莫将滑数为同类，数脉惟看至数间。滑为痰逆食滞，呕吐上逆，痞满壅肿满闷之象。然亦以有力无力分辨。如系滑大兼数，其脉当作有余；若止轻浮和缓不甚有力，当不仅作有余治也。或以气虚不能统摄阴火，脉见滑利者有之；或以痰湿内积，而见脉滑者有之。至于平人脉滑而和，则为无病。妇人经断而见滑数，则为有孕；临产而见滑疾，则为离经。泻痢而见弦滑，则为脾肾受伤；久病而弦滑，则为阴虚。岂可概作实治乎？李时珍曰：滑为阴气有余，故脉来流利如水。脉者，血之府也。血盛则脉滑，故肾

---

① 替替然：持续貌。

脉宜之；气盛则脉涩，故肺脉宜之。

【点评】滑脉主痰饮、食积等，但据其脉象所兼，也有虚实之别。尤其是滑脉于妇人来说，其怀孕或临产，均可见脉滑之象，临证不可不细辨。

涩脉

涩则往来艰涩，动不流利，如雨沾沙，及刀刮竹。凡虚细迟数，皆属涩类。不似迟脉之指下迟缓，缓脉之脉来舒徐，濡脉之去来绵软也。语出张璐。又濒湖"体状诗"曰：细迟短涩往来难，散止依稀应指间；如雨沾沙容易散，病蚕食叶慢而艰。又"相类诗"曰：参伍不调名曰涩，轻如刮竹短而难；微似秒芒微软甚，浮沉不别有无间。涩为气血俱虚之候，故症多见拘挛麻木、忧郁、失血伤精、厥逆少食等症。然亦须分寒涩、枯涩、热涩之殊耳。若涩见呕吐泄泻，则为属虚属寒；涩见伤精失血，拘挛麻木，则为枯涩不和；涩见便结不解，则为热邪内闭，或寒滞不通。总在因症考求，岂可概指血虚，而不分别审顾乎？提出寒涩、热涩、枯涩三种，则看病施治自有主脑。

【点评】涩脉者，而有有力无力之分，涩而无力，主精亏血少，脉道不充，血流不畅，所以脉气往来艰涩；涩而有力，主气滞血瘀，脉道受阻，血行不流利，故显涩象。这里提出了涩脉有寒涩、枯涩、热涩之别，强调因症考求，审因论治。

动脉

动则厥厥动摇，滑数如珠，见于关上。凡浮大浮数，皆属动类。

不似滑脉之诸部皆见滑数流利也。语出张璐。又濒湖诗曰：动脉摇摇数在关，无头无尾豆形团；其原本是阴阳搏，虚则摇兮胜者安。**动为阴阳相搏之候。**王宇泰曰：阳升阴降，二者交通，安有动见。惟夫阳欲降而阴逆之，阴欲升而阳逆之，两者相搏，不得上下，鼓击之势，陇然高起，而动脉之形著矣。此言不啻与动脉传神。**如动在于阳，则有汗出为痛为惊之症；动在于阴，则有发热失血之症；动兼滑数浮大，则为邪气相搏而热宜除。至于阳虚自汗而见动寸，阴虚发热而见动尺，与女人动尺而云有孕，皆不宜作热治矣。**仲景曰：动则为痛为惊。《素问》曰：阴虚阳搏谓之崩。又曰：妇人手少阴心动甚者，妊子也。

【**点评**】《脉经》曰："动脉，见于关上，无头尾，大如豆，厥厥然动摇。"至此，动脉"见于关上"之说，被许多医家所宗，影响非常大。对此，李士材提出自己的看法："按关前为阳，关后为阴，故仲景云：阴阳相搏名曰动。阳动则汗出，分明指左寸之心，汗为心之液，右寸之肺，肺主皮毛而司腠理，故汗出也。又曰：阴动则发热，分明指左尺见动为肾水不足，右尺见动谓相火虚炎，故发热也。因是而知旧说言动脉只见于关上者非也。且《素问》曰：妇人手少阴心脉动甚者，为妊子也。然则手少阴隶于左寸矣。而谓独见于关可乎？成无己曰：阴阳相搏则虚者动，故阳虚则阳动，阴虚则阴动，以关前为阳主汗出，关后为阴主发热，岂不精妥。"这一观点的提出，对后人正确理解动脉之脉象主病，作出了很好的诠释。

伏脉

伏则匿于筋下，轻取不得，重按涩难，委曲求之，或三部皆伏，一部独伏，附着于骨而始得。凡沉微细短，皆属伏类。不似短脉之尺寸短缩而中部显然，沉脉之三部皆沉而按之即得也。语出张璐。又濒湖"体状诗"曰：伏脉推筋着骨寻，指间裁动隐然深，伤寒欲汗阳将解，厥逆脐疼证属阴。伏为阻隔闭塞之候，或火闭而伏，寒闭而伏，气闭而伏。其症或见痛极疝瘕，闭结气逆，食滞忿怒，厥逆水气。仍须详其所因，分其为寒为火，是气是痰，是新是旧，而甄别之。盖有火者升火为先，有寒者疏寒为急，有气者调气为顺，有痰者开痰为妥。新则止属暴闭，可以疏通；久则恐其延绵，防其渐脱。岂可一见脉伏，而即妄用疏导乎？时珍曰：伤寒一手脉伏曰单伏，两手脉伏曰双伏，不可以阳症见阴为诊。乃火邪内郁，不得发越，阳极似阴，故脉伏，必有大汗而解。正如久旱将雨，六合阴晦，雨后庶物皆苏之义。又有夹阴伤寒，先有伏阴在内，外复感寒，阴盛阳衰，四脉厥逆，六脉沉伏，须投姜附及灸关元，脉乃复出也。若太溪、冲阳皆无脉者死。

【点评】伏脉乃是经脉阻滞，营卫不行之候，所以无论火者升火，寒者疏寒，气者调气，痰者开痰，均以畅其闭塞、通其阻隔为治疗大法。但也有妇人妊娠恶阻，气逆不通而脉见伏匿，《诊宗三昧》曰其为"脉证之变耳"，临证不可不察。

诊脉部位，《素问·五脏别论》提出了"独取寸口"脉法，至王叔和《脉经》得到了进一步的完善，并广为后世医家所认同，习用至今。而《伤寒论》所提出的寸口、趺阳（冲阳）、太溪脉法，其中趺阳（冲阳）、太溪脉法逐渐被忽视。《医宗必读》指出："冲阳者，胃脉也。……冲阳脉不衰，胃气犹在，病虽危尚可生也。……太溪者，肾脉也。……太溪不衰，肾犹未绝，病虽危，尚可生也。"可见冲阳、太溪脉法在临床诊疗中具有独特性，仍是临床脉法中的一种诊疗方法，故论中所言"若太溪、冲阳皆无脉者死"句，足资借鉴。

促脉

促则往来数疾，中忽一止，复来有力。凡疾数代结，皆属促类。

不似结脉之迟缓中有止歇也。语出张璐。又濒湖"体状诗"曰：促脉数而时一止，此为阳极欲亡阴；三焦郁火炎炎盛，进必无生退可生。促为阳邪内陷之象，凡表邪未尽，邪并阳明，暨里邪欲解，并传厥阴者，多有是脉。故病必见胸满下利厥逆，且有血瘀发狂，痰食凝滞，暴怒气逆，亦令脉促。若中虚无凝，脉自舒长，曷为而有止歇之象乎？李士材曰：数而有止曰促，岂非阳盛者欤！肺痈热毒，皆火极所致者。

【点评】促脉须与近似脉数脉相区别。促脉脉来急促有间歇，而数脉频率快无间歇。促脉乃为阳邪内陷，邪气郁结于里之象。多见于气滞、血瘀、停痰、食积等，临床上风湿性心脏病、冠心病等常见此脉。

结脉

结为指下迟缓，中有歇止，少顷复来。凡迟缓代涩，皆属结类。不似代脉之动止不能自还也。语出张璐。又濒湖"体状诗"曰：结脉缓而时一止，独阴偏盛欲亡阳；浮为气滞沉为积，汗下分明在主张。结是气血渐衰，精力不继，所以断而复续，续而复断。凡虚劳久病，多有是症，然亦有阴虚阳虚之别。故结而兼缓，其虚在阳；结而兼数，其虚在阴。仍须察结之微甚，以观元气之消长。若使其结过甚，脉甚有力，多属有热，或气郁不调。治宜辛温扶正，略兼散结开痰，其结自退。至有一生而见结脉者，此是平素异常，不可竟作病治耳。结脉有虚有实。虚如景岳所谓血气渐衰，精力不继，所以断而复续，续而复断者是也；实如越人所谓结甚则积甚者是也。

【点评】结脉与促脉相反。促脉"往来数疾，中忽一止"，结脉则"指下迟缓，中有歇止"。结脉有虚实之别，秦越人说："结甚则积甚，结微则气微。"故结而有力为阴邪固结或气机郁结等；

结而无力以气血虚衰为主。至于说有禀赋异常之人素见结脉，临床可资一参。

革脉

革则弦大而数，浮取强直，而按则中空。凡芤牢紧脉，皆属此类。不似紧脉按之劈劈，弦脉按之不移，牢脉按之益坚也。语出张璐。又濒湖"体状诗"曰：革脉形如按鼓皮，芤弦相合脉寒虚；女人半产并崩漏，男子营虚或梦精。革为变革之象，凡亡血失精，肾气内怯，或虚寒相搏，故脉少和柔，而有中空之状。若不固肾补精，舒木除寒，而以革浮属表，妄用升发，其不真阴告绝者鲜矣。仲景曰：弦则为寒，芤则为虚，虚寒相搏，此名曰革，男子亡血失精，妇人半产漏下。经曰：三部脉革，长病得之死，卒病得之生。

[点评] 革脉者，浮而搏指，中空外坚，如按鼓皮。为精气亏虚，或虚寒内搏之象，临床多见于亡血、失精、半产、漏下等病症。革脉以虚为主，即便见有浮革之象，也不能不顾肾气之虚怯而妄用升发之剂。

牢脉

牢则弦大而长，按之强直搏指，状如弦缕。凡实伏弦涩，皆属此类。不似实脉之滑实流利，伏脉之伏慝涩难，革脉之按之中空也。语出张璐。又濒湖诗曰：弦长实大脉来坚，牢位常居沉伏间；革脉芤弦自浮起，革虚牢实要详看。沈氏曰：似沉似伏，牢之位也；实大弦长，牢之体也。牢脉不可混于沉脉伏脉，须细辨耳。沉脉如绵裹沙，内刚外柔，然不必兼大弦也。伏脉非推筋至骨不见其形。在于牢脉既实大弦长，才重按之，便满指有力，以为别耳。牢为坚积内着，胃气将绝之候。吴草庐曰：牢为寒实，革为虚寒。故或见为湿痉拘急，寒疝暴逆，坚积内伏，治甚非易。倘不审其所因，而谓牢为内实，用以苦寒，或思食而以濡滞恣啖，则其病益固矣。李时珍曰：牢主寒实之病，木实则为痛。扁鹊云：软为虚，牢为实。失血者脉宜沉细，反浮大而牢者死，虚病见实脉也。张仲景曰：寒则牢坚。有牢固之象。

【点评】牢为实脉，《诊宗三昧》曰："在虚证绝无此脉。"但牢脉之实往往伴有胃气将绝之候，《诊宗三昧》进一步指出："若以牢为内实，不问所以，而妄行迅扫，能无实实虚虚之咎哉？"临证值得重视。

疾脉

疾则呼吸之间脉七八至。凡动滑洪数，皆属疾类。不似洪脉之既大且数，却无燥疾之形也。疾似亢阳无制，亦有寒热阴阳真假之异。若果疾兼洪大而坚，是明真阴垂绝，阳极难遏。如系按之不鼓，又为阴邪暴虐，虚阳发露之征，然要皆属难治。盖疾而洪大者苦烦满，疾而沉数者苦腹痛，皆为阴阳告绝。惟暴厥暴惊脉见急数，俟平稍愈为无碍耳。其有脉虽见疾而或不大不细，则病尚犹可治。东垣治伤寒脉疾，面赤目赤，烦渴引饮而不能咽，用姜附人参汗之而愈。守真治伤寒蓄热阳厥，脉疾至七八至以上，用黄连解毒治之而安。

【点评】疾脉者，脉来疾数，约每分钟达到120次，主阳极阴竭，元气将脱，多见于急性热病。东垣、守真治疗脉疾者，一以回阳救逆，一以清热解毒，治法虽大相径庭，但不离救欲脱之阳，或清内蓄之热，故能收获良效。

细脉

细则往来如发，而指下显然。凡弱小微濡，皆属细类。不似微脉之微弱模糊也。语出张璐。又濒湖"体状诗"曰：细来累累细如丝，应指沉沉无绝期；春夏少年俱不利，秋冬老弱却相宜。细为阳气衰弱之候。然细亦有分别，如细而兼浮，则为阳气衰弱；细而兼沉，则为寒气内中，或热传三阴；细而兼缓，则为湿中于内。皆当求其所因，不可混同施治。但脉既细如发，便属气虚，纵有内热，亦当兼固中气，不可纯用解热，以致其细益甚耳。况有内热全无，真元素亏，神气不持，而致脉见细象者乎？李士材曰：尝见虚损之人脉细身热，医不究原，而以凉剂投之，使真阳散败，饮食不进，上呕下泄，是速其毙耳。《经》曰：少火生气。人非此火无以运行三焦，熟腐水谷。未彻乎此者，乌可以言医哉！然虚劳之脉，细数不可并见，并见者必死。细则气衰，数则血败，气血交穷，短期将至。

【点评】细脉是临床上极为常见的脉象之一。细脉常与他脉相兼，临证诊脉也应根据所兼区别阴阳虚实而治之。《诊宗三昧》曰："但以兼浮兼沉，在尺在寸，分别而为裁决。"细脉总为阳气虚弱之候，所以黄氏指出："纵有内热，亦当兼固中气，不可纯用解热，以致其细益甚耳。"切记！

代脉

代则动而中止，不能自还，因而复动，名曰代阴。凡促结等脉，皆属此类。不似促结之虽见歇止，而脉复来有力也。语出张璐。又濒湖"体状诗"曰：动而中止不能还，复动因而作代看；病者得之犹可疗，平人却与寿相关。"相类诗"曰：数而时止名为促，缓止须将结脉呼；止不能回方为代，结代生死自殊途。代为元气垂绝之候，戴同父曰：代为脾绝之征，脾主信，故止歇有时。故无病而见脉代，最为可危。即或血气骤损，元神不续，或七情太过，与颠仆重伤，并形体赋时经隧有阻，流行蹇涩，而见脉代者，亦必止歇不匀，或云可治。若使歇止有常，则生气已绝，安望其有再生之日乎！惟妊娠恶阻呕吐最剧者，恒见代脉，谷入既少，血气尽并于胎，是以脉气不能接续。然在初时或有，若至四月胎已成形，当无歇止之时矣。李时珍曰：脉一息五至，五脏之气皆足。故五十动而一息，合大衍之数，谓之平脉，反此则止乃见焉。肾气不能至，则四十动一止；肝气不能至，则三十动一止。盖一脏之气衰，则他脏之气代至也。

【点评】代脉主脏气衰微，其病危重。有时痛证、惊恐、悲伤过度也可出现代脉，那是心气失和，脉气不相顺接，气血逆乱而暂时出现代脉，止歇不匀，其病不一定严重，故曰"或云可治"。如果不是因这些突然的变故而出现代脉，则临床常见于各种器质性心脏病、早搏或房室传导阻滞等，治疗则颇为棘手。

散脉

散则举之散漫，按之无有，或如吹毛，或如散叶，或如悬雍，或如羹上肥，或如火薪然，来去不明，根蒂无有。不似虚脉之重按虽虚，而不至于散漫也。李濒湖"体状诗"曰：散似杨花散漫飞，去来无定至难齐；产为生兆胎为堕，久病逢之不必医。《难经》曰：散脉独见则危。散为元气离散之状，肾绝之应。盖肾脉本沉，而脉按之反见浮散，是先天之根本已绝，如伤寒咳逆上气，脉见散象必死，与经言代散则死之意，即书有言热退而身安，泄利止而浆粥入，云或可生，亦非必定之辞耳。散为死脉，故不主病。

【点评】散脉散乱无序，乃元气离散，无以统脉。散脉为肾绝之候，戴同父曰："诸病脉见散，皆死脉也。"

代脉与散脉，古人以为必死者，盖代为脾绝之征，散为肾败之候也。后天化源绝，先天根本灭，无以回生矣。二脉独见，均为危殆之候，而二脉同时相见，尤为必死之象。

奇经八脉

至于奇经八脉，又为十二经之约束。若脏气安和，经脉调畅，八脉不形，即经络受邪，不致满溢奇经。惟是正经邪溢，转入于奇。故《内经》有言：冲则直上直下弦长而中央牢坚实，病苦逆气里急属寒实；督则直上直下弦长而中央浮中央同尺寸浮起，非中央独浮意也，病苦脊强不能俯仰属风；任则脉横寸口寸口统寸关尺三部而言，边丸丸形如豆粒紧细而长，病苦少腹切痛，男子内结七疝，女子带下积聚属寒实；阳维则尺内斜上至寸而浮从左尺斜向小指，至寸而浮，曰尺内，病则寒热溶溶不能自收持属阳；阴维则尺外斜上至寸而沉从右尺斜向大指，至寸而沉，故曰尺外，病苦心痛怅然失志属阴；阳跷主阳络寸口左右弹浮而细绵绵两寸浮紧而细，病苦阴缓而阳急邪在阳络主表，如腰背苦痛之类；阴跷主阴络尺内左右弹沉而细绵绵两尺沉紧而细，病苦阳缓而阴急邪在阴络主里，如少腹痛阴疝漏下之类；带脉中部左右弹而横滑两关滑紧，病苦腹痛腰溶溶若坐水中邪在中。凡此八脉，每遇五痫七疝，项痉背强，发歇不时，内外无定之症，刚劲不伦，殊异寻常之脉，当于奇经中求之。经脉直行上下，络脉斜行左右；经脉常升主气，络脉常降主血。经起中焦，随营气下行而上，故诊在寸；络起下焦，随营气上行极而下，故诊在尺。正经邪溢满奇，越人比之天雨降下，沟渠溢满，滂霈妄行，流于湖泽，诚哉是言也。

【点评】奇经八脉是指十二经脉以外的八条经脉，即冲脉、督脉、任脉、带脉、阳维脉、阴维脉、阴跷脉、阳跷脉。奇经八脉最早在《内经》中曾有分散的记载，至《难经》才集中予以讨论，明确指出："凡此八脉者，皆不拘于经，故曰奇经八脉也。"奇经八脉的作用主要有二：一是沟通了十二经脉之间的联系；二是对十二经气血有蓄积和渗灌的调节作用。故黄氏曰："脏气安和，经脉调畅，八脉不形，即经络受邪，不致满溢奇经。惟是正经邪溢，转入于奇。"

冲阳太溪太冲

外此冲阳、太溪、太冲，皆足动脉。冲阳者，胃脉也，在足面上五寸骨间动脉上去陷谷三寸。盖土者，万物之母，冲阳脉见不衰，胃气尚存，病虽危而犹可生也。然亦忌弦急，恐其肝旺克土耳。太溪者，肾脉也，在足跟后两旁骨上动脉陷中。盖水者，天一之元，诊此不衰，尚可治也。太冲者，肝脉也，在足大指本节后二寸陷中。肝为东方生物之始，不衰则病可治。然此三脉，止可诊此以定生死。若云可推某病，则无是也。

【点评】《素问·三部九候论》记载三部九候脉法，《伤寒论》提出寸口趺阳（冲阳）或太溪脉法。至王叔和《脉经》，解决了两手寸口脉的寸、关、尺分部和脏腑分候等问题，确立了寸口脉法，并得到了后世医家的认同，沿用至今。而此论冲阳、太溪、太冲脉者，明确此三脉之所主，"冲阳者，胃脉也，……太溪者，肾脉也，……太冲者，肝脉也"，阐明了此三脉对于判定疾病预后中的重要作用，"然此三脉，止可诊此以定生死。若云可推某病，则无是也。"《脉义简摩·趺阳太溪》也曰："故凡卒厥等证，两手无脉，但得趺阳太溪脉在，皆有可救。"说明除寸口脉法外，冲阳、太溪、太冲脉法也可作为临床急诊之重要参考。

高章纲卑慄损

至于高章纲卑慄损之脉，止是就其脉象而名。盖以高章纲为脉上行上浮满溢搏指，卑慄损为脉下行下沉卑屑隐涩不振，仍是一阴一阳之意而别其名。

【点评】高章纲卑慄损之脉始见于《伤寒论·平脉法》："寸口卫气盛，名曰高，荣气盛，名曰章，高章相搏，名曰纲；卫气弱，名曰慄，荣气弱，名曰卑，慄卑相搏，名曰损。"是仲景所论十二种特殊脉中的六种。高者卫气盛，章者荣气盛，荣卫俱盛而为纲；慄者卫气虚，卑者荣气弱，荣卫俱弱则为损。故高、章、纲、卑、慄、损体现了荣卫虚实之不同。《诊中三昧》曰："其所谓纲者，诸邪有余之纲领；损者，诸虚积渐之损伤。……虽六者并举，而其所主，实在纲损二脉也。"

太素脉

至于太素一脉，古人传而不言，言而不传，皆有义存。以其语涉荒唐，而不轻语以欺世耳。今之江湖术士，多借此法取钱。

【点评】太素脉法起源于明代青城山人的张太素，其由隐者密授，再经他反复实践，整理写成《太素脉秘诀》（上下二卷）。张太素认为，人的脉搏变化与五行八卦、河图洛书之理相通，只要理解并掌握太素脉秘诀，不但可能给人诊病，还可以通过人体脉搏变化来预言人的贵贱、吉凶、祸福，甚至还可以透过父亲的脉相来预测儿子的命运前程。故黄氏认为其"语涉荒唐，而不轻语以欺世耳。"

五脏死脉

若使诊心而见前曲后居，如操带钩，是为心死；诊肺而见如物浮水，如风吹毛，是为肺死；诊肝而见劲急如新张弓弦，是为肝死；诊脾而见坚锐如乌之喙，如鸟之距，如屋之漏，如水之流，是为脾死；诊肾而见发如夺索，辟辟如弹石，是为肾死；与诊命门而见鱼翔虾游涌泉，是为命死。此五脏必死之脉也，脉象如此。诸脉形象止是。

【点评】五脏之死脉论，出于《素问·平人气象论》，其不仅论述了五脏的死脉，同时对五脏的平脉、病脉也分别进行了论述，并指出此三者的分别关键在于胃气的多少、有无，强调了胃气的重要性，认为"人以水谷为本，故人绝水谷则死，脉无胃气亦死。"黄氏所论此五脏之死脉形象均为五脏之真脏脉，《素问·玉机真脏论》曰："真脏脉见，乃予之期日。……诸真脏脉见者，皆死不治也。"

对待

然究众脉而论，则浮与沉，一升一降之谓也；数与迟，一急一慢之谓也，疾则较数而更甚矣；滑与涩，一通一滞之谓也；实与虚，一刚一柔之谓也；长与短，一盈一缩之谓也；大与小，一粗一嫩之谓也，细则较小而愈极矣；紧与缓，一张一弛之谓也；革与牢，一空一实之谓也；动与伏，一出一处之谓也；洪与微，一盛一衰之谓也；促与结，一阴一阳之谓也。至于弦与芤比，则脉之盛衰见矣；濡与弱比，则脉之进退见矣；代与散比，则死之久暂卜矣。脉之对待如斯。

对待既明，则病阴阳表里虚实可知。

比类

洪与虚虽属皆浮，而有有力无力之分；沉与伏虽应重按，而有着筋着骨之异。数以六至为名，紧则六至不及，疾则六至更过，弦则左右双弹，状如切紧绳也。迟以三至为名，缓则仍有四至而徐徐不迫。实与牢本兼弦与长，而实则浮中沉俱有，牢则止于沉候见矣。洪与实皆为有力，然洪则重按少衰，实则按之益强矣。革与牢皆大而弦，而革以浮见，牢以沉见矣。濡与弱微，皆细而软，然濡以浮见，弱以沉见，而微则以浮沉俱见矣。细与微，皆属无力，而细则指下分明，微则模糊不清。短与动，皆无头尾，而短为阴脉，其来迟滞；动为阳脉，其来滑数矣。促结涩代，皆有一止，而促则数时一止，结则缓时一止，涩则往来迟滞似歇，代则止有定数矣。脉形比类，又属如斯。

比类既明，则诸疑脉可辨。

纲目

以脉大纲小目而论：凡脉有言形体，曰洪、曰散、曰弦、曰革、曰肥、曰横，是即大脉之属也；有言形体，曰细、曰微、曰弱、曰瘦、曰萦萦如蜘蛛，是即小脉之属也。有言至数，曰疾、曰急、曰动、曰促、曰击、曰搏、曰躁、曰喘、曰奔越无伦者，是即数脉之属也；有言至数，曰缓、曰代、曰结、曰脱、曰少气、曰不前、曰止、曰歇、曰如泻涩之绝者，是即迟脉之属也。有言往来之象，曰利、曰营、曰啄、曰翕、曰章、曰连珠、曰替替然，是即滑脉之目也；有言往来之象，曰紧、曰滞、曰行迟、曰脉不应指，曰参伍不齐、曰难而且散、曰如雨沾沙、曰如轻刀刮竹，是即涩脉之目也。有言部位之则，曰高、曰慄、曰涌、曰端直、曰条达、曰上鱼为溢，是皆长脉之目矣；有言部位之则，曰抑、曰卑、曰不及指、曰入尺为复，是皆短脉之目矣。有言举按之则，曰芤、曰毛、曰泛、曰盛、曰肉上行、曰时一浮、曰如水漂木、曰如循榆荚、曰瞥瞥如羹上肥，是皆浮脉之目矣；有言举按之则，曰伏、曰潜、曰坚、曰过、曰减、曰陷、曰独沉、曰时一沉、曰如绵裹砂、曰如石投水，是皆沉脉之目矣。且纲之大者，曰大、曰数、曰长、曰浮，阳之属也。纲之小者，曰迟、曰涩、曰短、曰沉，阴之属也卢子由。脉之纲目如斯。纲目既明，则脉自有所归。

【点评】此上对待、比类、纲目三者，皆对脉象进行分析比较。对待是将形体相反的两种脉象进行归类对比，一反一正，一阴一阳，一虚一实，可依此判断疾病之阴阳表里虚实，"对待既明，则病阴阳表里虚实可知"；比类是将相似脉象进行对比分析，阐明脉象特征和辨证要点，"比类既明，则诸疑脉可辨"；纲目则是根据不同的脉象分为大小、数迟、滑涩、长短、浮沉等不同的纲目。其中大、数、滑、长、浮属于阳；小、迟、涩、短、沉属于阴，"纲目既明，则脉自有所归"。此三论对脉象进行了全面的分析归类，确实起到了提纲挈领的作用。

主病

以脉主病而论：则浮为风，紧为寒，虚为暑，濡为湿，数为燥，洪为火，此六淫应见之脉也。喜伤心而脉缓，怒伤肝而脉急，恐伤肾而脉沉，惊伤胆而脉动，思伤脾而脉短，忧伤肺而脉涩，悲伤心而脉促，此七情受伤之脉也。脉之主病如是。主病既明，则治自有定断。

【点评】外感六淫、内伤七情为致病的主要病因，明确其不同的脉象所见，则临床诊治方能有的放矢。

脉真从脉

然总不越阴阳虚实为之条贯①。盖脉之实者，其症必实仍有寒实热实之分；脉之虚者，其症必虚仍有火衰水衰之别。若使脉实而症不实，非其所假在症，即其所假在脉也；脉虚而症不虚，非其所假在脉，即其所假在症也。如外虽烦热而脉见微弱者，必火虚也；腹虽胀满而脉见微弱者，必胃虚也。虚火虚胀，其堪取乎？此宜从脉之虚，不宜从症之实也。症即外寒而脉见滑数者，必假寒也；利即清水而脉见沉实者，必假利也。假寒假利，其堪取乎？此宜从脉之实，不宜从症之虚也。然症实有假，而症虚无假。假实者病症莫测，必须旁求他症，及以脉候，其假始出。若使症属虚候，其症即知。纵有假寒假利，貌若虚象难明。然仔细考求，其寒止属外见，而内必有烦躁等症，利即清水，而内必有燥粪，其水止从旁流，脉必滑数有力，仍与实脉实症相似，宁曰症有假虚，而脉可不深信哉！

症真从症

凡此脉真无假，可以症应。若使专以脉求，而症竟不察识，则脉

① 条贯：事情的内部结构，条理。

尚有难言者耳。何则？仲景云：伤寒脉浮大，邪在表，为可汗。若脉浮大，心下鞕，有热属脏者攻之，不令发汗。此又非浮为表邪可行之脉也。又云：脉促为阳盛，宜用干葛黄芩黄连汤。若脉促厥冷为虚脱，非灸非温不可。此又非促为阳盛之脉也。又曰：脉迟为寒，脉沉为里。若阳明脉迟不恶寒，身体濈濈①汗出，则用大承气汤。此又非诸迟为寒之脉矣。少阴病始得之反发热而脉沉，宜麻黄、细辛汗之。此又非沉为在里之脉矣。

【点评】临床脉症不符时，或舍症从脉，或舍脉从症，当仔细辨别，避免为真寒假热、真实假虚之象所惑，而犯虚虚实实之戒！

脉见有力无力难凭

即书有言病症虚实，止在脉之有力无力以为辨别。有力即属有根。《难经》曰：上部有脉，下部无脉，其人当吐，不吐者死。上部无脉，下部有脉，虽困不害。所以然者，人之有尺犹草之有根，有根则不死，无力即属无根。《难经》曰：寸口脉平而死者，生气独绝于内也。平即中馁不能建立之象，故曰死。然试问其脉与症异，脉见坚劲有力，症见腹痛喜按，呕逆战栗，其脉可作有余而用苦寒泻实之药乎？脉见虚软无力，症见腹满喘急痰鸣，其脉可作不足而用附桂理中之药乎？且脉所鼓在气，而气动而不守，保无气自寒生，而气因寒而始振乎？脉之虚软在湿，而湿滞而不动，保无热挟湿至，而脉因痰因湿而始软乎？有力多因寒气热气内鼓，但今人仅知热气内结为实，而不知有寒气内结为实也。无力多因寒湿热湿内软，但今人仅知寒湿为痰为虚，而不知热湿为痰为实也。凡此当以望闻问数字并参。

---

① 濈(jí及)濈：汗出的样子。

【点评】脉之有力无力以辨病之虚实，此乃言其常矣。但若脉症相违，则"当以望闻问数字并参"，善哉斯言！

脉兼望闻问同察

夫望闻问切，乃属医家要事。若仅以脉为诊，而致以寒为热，以热为寒，以表为里，以里为表，颠倒错乱，未有不伤人性命者矣。况《经》所云脉浮为风，为虚，为气，为呕，为厥，为痞，为胀，为满不食，为热内结，类皆数十余症。假使诊脉得浮，而不兼以望闻问以究其真，其将何以断病乎？是以善诊脉者，于人禀赋厚薄，或禀厚而纯阳，或禀薄而纯阴，或禀不厚不薄而平。**形体肥瘦，**《汇辨》云：肥盛之人气居于表，六脉常带浮洪；瘦小之人气敛于中，六脉常带沉数。身长之人下指宜疏，身短之人下指宜密。北方之人常见强实，南方之人常见软弱。少壮之人脉多大，老年之人脉多虚。醉后之脉常数，饮后之人常洪。室女尼姑多濡弱，婴儿之脉常七至。又曰：此道形气之常，然形气之中，又必随地转移，方能尽言外之妙也。**颜色枯润，**或枯而竭，或润而和。**声音低昂，**或音低小而微，知其体阴病阴；或声高昂而壮，知其体阳病阳。**性情刚柔，**或刚主阳，或柔主阴。《汇辨》云：性急之人，五至方为平脉；性缓之人，四至便作热医。**饮食嗜好，**或喜气厚之物，而知阳虚；或喜味厚之物，而知阴弱。**及平日脉象偏纯，**或脉体偏静而见六阴之脉，或脉体偏动而见六阳之脉，或脉体不动不静而见至平之脉。《仁斋》曰：阳脉虽病在寒，常见浮洪；阴脉虽病在热，常见微细。**与今所患病症，是新是旧，**或新由于外感，其脉疾数洪大；或旧由于内伤，其脉细小短涩。**是内是外，**或在外感属表易治，在内伤属里难治。**是阴是阳，**或阳主表、主上、主气，主火，或阴主里、主下、主血、主水。**并经医士是否药坏，**或假寒而用热药以坏，假热而用寒药以坏；或标病而用本药以坏，本病而用标药以坏之类。**靡不细为详审。**要法真在此处。但今病家多不由医细察。宗奭曰：《素问》言凡治病，察其形气色泽，观人勇怯骨肉皮肤，能知其情，以为诊法。若患人脉病不相应，既不得见其形，医止据脉供药，其可得乎？今豪富之家，妇人居帏幔之内，复以帛蒙手臂，既无望色之神，听声之圣，又不能尽切脉之巧，未免详问，病家厌繁，以为术疏，往往得药不服。是四诊之术，不得其一矣，可谓难也。呜呼！**然后合于所诊脉象，以断病情，以定吉凶。**断要通盘会计，又要得其主脑。切勿头痛断头，脚痛断脚。**如果病属有余，其脉应见浮洪紧数，若使其脉无神，或反见沉微细弱，便非吉矣；病属不足，其脉应见沉微细弱，若使其脉鲜胃，或反见洪大数急，则非吉矣。推之暴病脉应见阳，久病脉应见阴，亦何莫不应与病相符，而始可言顺矣。**《灵枢·动输》篇云：阳病而阳脉小者为逆，阴病而阴脉大者为逆。

【**点评**】"若仅以脉为诊，……未有不伤人性命者矣。"开篇即强调了望闻问切为"医家要事"。同一种脉象，往往可主多种疾病，况且还有真假虚实！"不兼以望闻问以究其真，其将何以断病乎？"但诊脉时也要结合患者的禀赋、生活环境、生活习惯、素体脉象的变化等诸多因素，"然后合于所诊脉象，以断病情，以定吉凶。"

望闻问切是中医诊断疾病的独特方法，是中医辨证施治的重要依据。以上脉真从脉、症真从症、脉见有力无力难凭、脉兼望闻问同察，都是强调四诊合参之重要性，体现了黄氏重视脉诊，但也不轻视望、闻、问三诊的学术思想。

脉以独见为真

但持脉之道，既在下指灵活，令其脉脊与手指目相对，卢氏曰：诊法多端，全凭指法捷取。盖人之中指上两节长，无名食指上两节短，参差不齐。若按举排指疏，则移越一寸九分之定位；排指密，又不及寸关尺之界分。齐截三指，斯中指翘出，而节节相对，节无不转，转无不活，此别左右，分表里，推内外，悉五脏，候浮中沉，此三指定位法也。及其位定，专指举按，固得其真，不若独指之无牵带，别有低昂也。第惟食指肉薄而灵，中指则厚，无名指更厚且木。是必指端棱起如线者名曰指目，以按脉中之脊。无论洪大弦革，即小细丝微，咸有脊焉。真如目之视物，妍丑毕具，故古人称诊脉曰看脉，可想见其取用矣。每见惜指甲之修长，用指厚肉分，或指节之下，以凭诊视者，真不啻目生颈腋胸胁间矣。**尤须得要以求病根。**在未诊时，谁不自认精明，谓其何部何脉，何脉何象。及至临证就诊，则既以浮为风，而又若浮非浮而非风也；以紧为寒，而又若紧非紧而非寒也；以洪为火，而又若洪非洪而非火也；以数为燥，而又若数非数而非燥也；以虚为暑，以濡为湿，而又若虚非虚，若濡非濡，而不可以暑湿名也。诸如此类，既莫能分，复以六部六脉分断考求，毫不相贯。分断考求，最为诊家大弊，窃叹今时犯此甚多。如张璐谓人诊脉，大似向泥人祈祷，有时灵应，有时不灵应。**讵知病属一理，脉自无二，得其一而脉斯可断矣。得其脉之独有所见，而脉又可断矣。**从独字洗出脉要精义。**盖独之义不一，如有以诸部无乖，或以一部稍乖者，是其受病在此，而可以独名也；有以五脏五脉各应互见，而六部六脉偏见一脏之脉者，是其病根伏是，而更可以独名也。独义无过如斯。故《内经·三部九候论》则有独大独小、独疾独迟、独热独寒之谓耳。如独而强者，则为病属有余；独而弱者，即为病属不足。独而有力有神，其脉虽强而不为过。**有力尤须有神。李东垣曰：脉病当求其神之有与无，如六数七极热也，脉中有力即有神也；三迟二败寒也，脉中有力即有神也。热而有神，当泄其热，则神在焉；寒而有神，当去其寒，则神在矣。寒热之脉，无力无神，将何恃而泄热去寒乎？林之翰曰：按东垣此论，深达至理。但以有力二字言有神，恐不足尽有神之妙。王执中曰：有力中带光泽润滑也。于解进矣。萧子颙歌云：轻清稳厚肌肉里，不离中部象自然。则又有进焉。**独而和缓柔弱，其脉虽弱，而不为害。盖假独者易知，而真独者难明。得其要以求其独，则独无不在；失其要以求其独，则独其莫得矣。**又从要字一层，剥出精义。**故善言独者，早以阴阳之原，**肾水为阴之原，肾火为阳之原。**气血之本，**肾水为血之本，肾火为气之本，脾胃仓廪又为生气生血之本。**以求独之根，**知其根，则知其要；知其要，则知其独。**继以顺逆之理。**《约注》云：春夏洪大为顺，沉细为逆；秋冬沉细为顺，洪大为逆。男子左大为顺，女子右大为顺。凡外感证，阳病见阳脉为顺，见阴脉为逆；阴病见阳脉亦为顺。内伤证，阳病见阳脉为顺，见阴脉为逆；阴病见阴脉为顺，见阳脉为逆也。**取舍之道，**顺之则取，如有根有神有胃之类；逆之则舍，如残贼败脱离绝之类。**并脉上下来去至止，晓然于胸，以识独之宜。**滑氏曰：上者为阳，来者为阳，至者为阳；下者为阴，去者为阴，止者为阴也。上者，自尺部上于寸口，阳生于阴也。下者，自寸口下于尺部，阴生于阴也。来者，自骨肉之分而出于皮肤之际，气之升也。去者，自皮肤之际而还于骨肉之分，气之降也。应曰至，息曰止也。**然后临证施诊，以求独之所在，**独在取舍明，轻重晓。**则独存；以明独之所至，**独至根蒂知，真假识。**则独出矣。故有见上为独，而其独偏在下也；见左为独，而其独偏在右也；见腑为独，而其独偏在脏也；见表为独，而其独偏在里也。此其独可以意会，**独有左右逢源之趣。**而不可以言传；**独有难以尽言之妙。**此其独可以独知，**独有化裁尽变之义。**而不可以共觉矣。**独有独觉难与时师共言之理。**苟无独知之明，**仅读医方捷径、叔和脉诀，何能独知。**独见之真，**仅见一时之病，一方之病，何能独见。**独守之固，**仅守时师耳听之说，蔓衍汤方之书，何能独守。**而曰惟我为独，**又从独字推进一层，妙义旋生。**独固是也，而恐则为独夫之独矣；独亦是也，而恐则为毒人之独矣。**绣尝谓医有四失：一曰字句不晓，二曰涉猎汤方，三曰株守一书，四曰剽袭糟粕。凡此四失，必能毒人。**其尚得谓真正之独，与因应化裁之独哉。故曰持脉之道，贵乎活泼。**一语括尽。**若局守不变，则所向辄迷，又安能审独求真，而得病之所归者乎？**

【点评】黄氏认为，脉之独见有二层意思，一是指部位之独：正常的脉象，脉来之至数、脉来之有力无力，均处于平衡和缓之象，但若一部之脉独大独小，或独缓独数，或独强独弱，则说明该部所应之脏腑发生了病变。《素问·三部九候论》有曰："察九候，独小者病，独大者病，独疾者病，独迟者病，独热者病，独寒者病，独陷下者病。"这是因某一部脉的形象变化异于其余各部，故为"独变"。故黄氏曰："如有以诸部无乖，或以一部稍乖者，是其受病在此，而可以独名也。"二是脉形之独：六部之脉，各有所属。但若脉象不以部位为拘，六部之脉独显于某一种脉象，此"独"则出为病脉。张景岳曰："如诸见洪者皆心脉，诸见弦者皆肝脉，……五脏之中，各有五脉，五脉互见，独乖者病，乖而强者，即本脏之有余；乖而弱者，则本脏之不足。"所以黄氏又曰："有以五脏五脉各应互见，而六部六脉偏见一脏之脉者，是其病根伏是，而更可以独名也。"

诊察脉象之独见，是判断疾病的一个重要方法。黄氏认为，"得其脉之独有所见，而脉又可断矣"。盖察脉之"独"也非易事，必须要正确掌握正常脉象的普遍规律，了解不同体质的脉象特点，辨别脉象真假独变的实质，才能独得脉要之精义，"得其要以求其独，则独无不在；失其要以求其独，则独其莫得矣。"黄氏最后以"持脉之道，贵乎活泼"来强调诊脉之法不宜拘泥，脉之独见亦应全面分析，方能审独求真，探求疾病之根源。

脉理求真第二册

新增《四言脉要》

绣按：《四言脉要》始于宋南康紫虚隐君崔嘉彦希范所著。盖以初学脉理未谙，得此可为诵习。故后蕲州李言闻、云间李士材、海盐冯楚瞻，皆于己著集内，将此删改，附刻篇末，业已行世。独惜尚有驳杂未清之处，爰取士材改本，加意增删，俾文义简明，脉症悉赅，庶读者一览而知，而不致有烦苦缺略之憾耳。

【点评】《崔嘉言脉诀》又名《崔真人脉诀》《紫虚脉诀》《四言脉诀》。其以四言歌诀的形式对脉理、诊脉方法、各种常见病的脉象等进行了阐述，朗朗上口，便于诵记，是后学学习脉学的主要著作之一。后世许多医家在《崔嘉言脉诀》的基础上进行了整理，如明代李言闻补充修订此书，改名为《四言举要》，其子李时珍将此辑入《濒湖脉学》中；明代李中梓亦曾删订改编，取名《新著四言脉诀》；清代王道纯在崔嘉彦《崔真人脉诀》的基础上加以整理注释，而为《脉诀四言举要》。黄氏则在李中梓《新著四言脉诀》的基础上又参以己见整理删订，名曰新增《四言脉要》。

脉为血脉，百骸贯通。大会之地，寸口朝宗。

脉者，血脉也，血脉附气，周于一身，循环无间，故百骸皆资贯通，而寸口为各经诸脉大会之地。肺处至高，形如华盖，凡诸脏腑各经之气，无不上蒸于肺，而于寸口之地宗而朝之耳。

【点评】独取寸口之义也。

诊人之脉，令仰其掌。掌后高骨，是名关上。

医者覆手大指，着病人高骨之处，随以中指对抵以定关部。至于尺寸，则以前后二指着定。如病人长，则下指宜疏；病人短，则下指宜密。

【点评】诊脉手法因人而异，人长指疏，人短指密，人胖指重，人瘦指轻。

关前为阳，关后为阴。阳寸阴尺，先后推寻。

鱼际至高骨止有一寸，故以寸名；尺泽至高骨却有一尺，故以尺名；关界尺寸之间，故以关名。《经》曰：身半之上，同天之阳；身半之下，同地之阴。故以关前之寸为阳以候上焦，关后之尺为阴以候下焦，关处前后之中以候中焦。凡诊必先从寸至关，从关至尺，定其先后，以推其理而寻其象也。

【点评】寸关尺，上中下也。寸者为上，属阳，故候上焦；关者居中，故候中焦；尺者居下，属阴，故候下焦。

胞络与心，左寸之应。惟胆与肝，左关所认。膀胱及肾，左尺为定。胸中及肺，右寸昭彰。胃与脾脉，属在右关。大肠并肾，右尺班班①。男子之脉，左大为顺；女人之脉，右大为顺。男尺恒虚，女尺恒盛。

按古脏腑脉配两手，皆以《内经》所立脉法为定，而不敢易。左为阳，故男左脉宜大；右为阴，故女右脉宜大。寸为阳，故男所盛在阳而尺恒虚；尺为阴，故女所盛在阴而尺恒盛。

【点评】两手寸关尺之脉，各有脏腑所主，脏腑有病，所候之脉就会相应而动。人之男女，脉之左右，恒虚恒实，为顺为逆，

① 班班：明显的样子。

黄氏阐述详矣。

人迎气口，上下对待。一肺一胃，经语莫悖。神门属肾，在两关后。

人迎脉在挟喉两旁一寸五分，胃脉循于咽喉而入缺盆。凡胃脘之阳，是即人迎之气之所从出。故诊人迎之脉，亦在右关胃腑胃阳之处，而可以卜在上头项外感之疾也。气口在于鱼际之后右寸，肺朝百脉，肺主气，故诊气口之脉，即在右寸肺脏肺阴之部，而可以卜在中在胸内伤之疾也。统论皆可以候脏腑之气，《灵枢》《素问》言之甚明，并无左右分诊之说。叔和悖而更之，议之者多矣。人之精神，寄于两肾，故两肾脉无，则其神已灭，而无必生之候矣。

【点评】人迎气口诊法出自《内经》，而历代医家对于人迎气口所在的部位，持有不同的见解。《内经》认为，人迎位在结喉两旁（颈动脉），气口位在两手掌后高骨经渠之分（桡动脉）。而《脉经》曰："关前一分，人命之主，左为人迎，右为气口。"明代李中梓更是提出了："在右手一手分之，肺在寸为人迎，脾在关为气口"的观点。黄氏对人迎气口之定位，认为"《灵枢》《素问》言之甚明"，当以《内经》的观点为是。

脉有七诊，曰浮中沉，上下左右，七法推寻。

浮于皮毛之间轻取而得曰浮，以候腑气；中于肌肉之间略取而得曰中，以候胃气；沉于筋骨之间重取而得曰沉，以候脏气。上于寸前一分取之曰上，以候咽喉中事；下于尺后一分取之曰下，以候少腹腰股胫膝之事。合之左右两手共为七诊，以尽其推寻之力焉。

【点评】此乃脉象之七种诊察方法，以定病之部位。

又有九候，曰浮中沉。三部各三，合而为名。每部五十，方合于经。

五脏之气各足，则五十动而一息，故候必以五十为准。每手三部各三，共为九候，合之应得四百五十之数，两手共得九百之数。

【点评】每部五十动，是指每次诊脉时间，每侧脉搏跳动不应少于 50 次，一则可以观察脉搏跳动 50 次中有没有出现结、代、促脉等脉象，另一方面，也提醒医生诊脉时要仔细体会，不得草率从事。

五脏不同，各有本脉。左寸之心，浮大而散。右寸之肺，浮涩而短。肝在左关，沉而弦长。肾在左尺，沉石而濡。右关属脾，脉象和缓。右尺相火，与心同断。

五脏各有平脉，平脉即本脉。知其本脉无乖，而后知病脉之故也。

【点评】此乃诊脉之要义也。知其常方能晓其乖，临证诊脉不至于下手便错。

四时百病，胃气为本。

胃为水谷之海，资生之本也。凡病诊得脉缓和匀，不浮不沉，不大不小，不疾不徐，意思悠悠，便为胃气。不拘四季，得食则生，不得则死。今人混将时令克应推循过极，殊失胃气之本矣。

【点评】《素问·平人气象论》曰："平人之常气禀于胃。胃者，平人之常气也。人无胃气曰逆，逆者死。"又曰："人以水谷为本，故人绝水谷则死，脉无胃气亦死。"脉象有无胃气是判断疾病预后的重要依据。

凡诊病脉，平旦为准。虚静凝神，调息细审。

平旦饮食未进，经脉未动，络脉调匀，气血未乱，可诊有过之脉。至于医家亦须先无思虑，以静以虚，调其息气，凝神指下，精细详察，以求病之所归耳。

【点评】医者患者，虚静凝神，方能诊得脉象之真。

一呼一吸，合为一息。脉来四至，平和之则。五至无疴，闰以太息。三至为迟，迟则为冷。六至为数，数即热病。转迟转冷，转数转热。

医以己之呼吸调匀定息。如一呼一吸，得脉四至，是即和平之准则也。五至何以无疴，盖以人之气息长短不足，每于三息五息之候，必有一息之长，故曰太息。如医一息而见脉来五至，此非病脉之急，是医气息之长也，故五至不为有疴。惟脉一息三至，即为迟慢不及；六至，即为急数太过。若至一至二至，则为转迟转冷；七至八至，则为转数转热，而非寿生之脉矣。

【点评】脉来四至为平，六至为数，三至为迟，数者为热，迟者为寒。

迟数既明，浮沉须别。浮沉迟数，辨内外因。外因于天，内因于人。天有阴阳，风雨晦明。人喜怒忧，思悲恐惊。

天之六气淫人，如风淫则病在水，阴淫则病在寒，明淫则病在暑，雨淫则病在湿，晦淫则病在燥，阳淫则病在火，是外因也。人之七情伤人，如喜伤心，怒伤肝，忧伤肺，思伤脾，恐伤肾，惊伤胆，悲伤心，是内因也。

【点评】六淫七情，外感内伤，二大致病的主要原因，以脉之浮沉迟数以别病起于内外之因。

浮表沉里，迟寒数热。沉数里热，浮数表热。浮迟表寒，沉迟冷结。

此提浮沉迟数四脉之纲，以分在表在里寒热各见之症也。

浮脉法天，轻手可得。泛泛在上，如水漂木。有力为洪，来盛去悠。无力为芤，有边无中。迟大为虚，仔细推求。虚极则散，涣漫不收。浮小为濡，如绵浮水。濡甚则微，若有若无。更有革脉，芤弦合看。共是七脉，皆于浮候。

此以浮脉提纲，而取洪、芤、虚、散、濡、微、革七脉之兼乎浮者统汇于下也。浮脉应于肉分肌表，故轻手取之即见，正如木漂水面之意；洪脉来极盛大，按之有力，去则稍衰，正如波涛汹涌，来盛而去则悠耳；芤则浮沉易见，而中豁然空虚，故有着葱之喻，亦非中候绝无，但比之浮沉二候，则觉无力；虚则虽浮且大，而按之无力，且更迟缓；散则虚浮无力，按之则无，正如杨花飘散，比于虚脉则甚；濡则浮小而软，如绵浮水；微则浮取欲绝不绝，若有若无，较之濡脉软小更极；革则浮多沉少，外急内虚，正仲景所谓弦则为寒，芤则为虚，虚寒相搏，其名曰革之意。

沉脉法地，如石在水。沉极则伏，推筋至骨。有力为牢，大而弦长。牢甚则实，幅幅而强。无力为弱，状如细绵。细极为细，如蛛丝然。共是五脉，皆于沉看。

此以沉脉提纲，而取伏、牢、实、弱、细五脉之兼乎沉者汇于下也。沉脉应于筋骨，故必重按乃得，正如石之坠于水里之意；伏则沉之至极，故必推之筋骨始见；牢则沉大弦长，按之有力，不似革脉浮取强直，而中则空；实则三部皆坚，而力更甚于牢；弱则沉极细软，却极分明；细则沉细直软更甚于弱，故比状如蛛丝。

迟脉属阴，一息三至。有力为缓，少駃①于迟。往来和匀，春柳相似。迟细为涩，往来极滞。迟有一止，其名曰结。迟止有常，应作代看。共是四脉，皆于迟测。

此以迟脉提纲，而取缓、涩、结、代四脉之兼乎迟者统汇于下也。迟为往来迟慢，故一息而见三至；缓则往来和匀，软若春柳，即是胃气之脉；涩则迟滞不利，状如轻刀刮竹；代则迟而中止，不能自还，但止有定数，而不愆期。

数脉属阳，一息六至。往来流利，滑脉可识。有力为紧，切绳极似。数时一止，其名为促。数如豆粒，动脉无惑。共为四脉，皆于数得。

---

① 駃(kuài 快)：古通"快"。

此以数脉提纲，而取滑、紧、促、动四脉之兼乎数者统汇于下也。数则往来急数，故一息而见脉有六至；滑则往来无滞，有如珠之走盘；紧则紧急有力，状如弦紧弹手，故有切绳之喻；数时一止为促，状如疾行而蹶；数而两头俱俯，中间高起，有似豆粒厥厥动摇，是谓之动。

【点评】浮沉迟数，脉之大纲也。四脉之中，又有所兼。黄氏所论，详且尽矣。

别脉有三，长、短与弦。不及本位，短脉可原。过于本位，长脉绵绵。长而端直，状似弓弦。

此长、短与弦三脉，非浮、沉、迟、数可括，故别列于此。短者，上不通于鱼际，下不通于尺泽，有短缩不伸之意；长者，通尺泽鱼际，上下皆引，有迢迢过于本位之情；若弦则劲直不挠，有似弓弦，不似紧脉弦急弹人。

【点评】指出长、短、弦三脉，非浮、沉、迟、数可以概括，另当别论，并简述三脉的形象。

一脉一形，各有主病。脉有相兼，还须细订。

有一脉之形象，必有一脉所主之病。有兼见之脉象，即有兼见之症，可细就其兼见之脉，以例其症耳。

浮脉主表，腑病所居。有力为风，无力血虚。浮迟表冷，浮数风热。浮紧风寒，浮缓风湿。浮虚伤暑，浮芤失血。浮洪虚火，浮微劳极。浮濡阴虚，浮散虚剧。浮弦痰饮，浮滑痰热。

浮虽属阳，主表主腑，但浮而见洪、数、弦、滑有力之脉，固属主热、主火、主痰、主风；若浮而见迟、缓、芤、虚、微、涩与散无力之脉，又为主虚、主湿、主冷、主暑、主危之象矣。故脉当视所兼以为辨别。下文仿此。

沉脉主里，为寒为积。有力痰食，无力气郁。沉迟虚寒，沉数热伏。沉紧冷痛，沉缓水蓄。沉牢痼冷，沉实热极。沉弱阴虚，沉细虚湿。沉弦饮痛，沉滑食滞。沉伏吐利，阴毒积聚。

沉虽属阴属里，然沉而见迟、紧、牢、缓、细、弱诸脉，方谓属虚、属寒、属积、属聚；若沉而见实、数诸脉，则沉更不谓属阴，又当自阴以制其火以除其热也。

迟脉主脏，阴冷相干。有力为痛，无力虚寒。

迟虽属阴，仍当以有力无力分其寒实、寒虚。盖寒实则为滞为痛，而寒虚则止见其空虚也。

数脉主腑，主吐主狂。有力实热，无力虚疮。

数虽属阳，仍当以有力无力分其热实、热虚。盖热实必为狂为燥，而热虚则止见其虚疮耳。

【点评】以上浮、沉、迟、数四脉的主病，乃脉法之大纲，而脉之所兼，又不得不细究，以明辨表里虚实，临证细考，方不为错。

滑司痰饮，右关主食。尺为蓄血，寸必吐逆。涩脉少血，亦主寒湿。反胃结肠，自汗可测。

滑司痰饮，而亦有主食、主血、主吐之分。涩本血少，而亦有寒涩、湿涩之别。但血枯则上必见反胃，而下必见肠结。肠结胃反，则水液自尔不行，而有上逆为汗之势矣。

长则气治，短则气病。浮长风痫，沉短痞塞。

长为肝经平脉，故未病脉长，是为气治。短即肺之平脉，若非右寸及于秋见，则必有气损之病矣。至长独于浮见，则为风火相搏而痫以生；短以沉见，则为虚寒相合而痞以成。

细则气衰，大则病进。涩小阴虚，弱小阳竭。

脉以和平为贵。凡脉细如蛛丝之状，其气自属衰弱；大而满溢应指有力，是为病势方张。至于三部皆小，较细显极而脉涩不快，是为精血虚损。既小而脉不大，又脉痿弱不起，是为阳气衰弱，皆当分别审视。

　　洪为热极，其伤在阴。微为气衰，其损在阳。浮洪表实，沉洪里实。阳微恶寒，阴微发热。

　　洪为热极，其伤在阴，但须分其表里。微为气衰，其损在阳，亦须分其阳分阴分，以别恶寒发热之治也。

　　紧主寒痛，有表有里。缓主平和，兼见须虑。缓滑痰湿，缓大风虚。缓涩血伤，缓细湿痹。

　　浮紧则为寒闭于表，必有身痛头痛恶寒等症可察。沉紧则为寒束于里，必有肚腹胀满逆痛等症可察。缓为虚，大为风，缓大脉见则为风虚。缓为食停，细为气滞，缓细脉见，其痹必生。缓为气衰，涩为血损，缓而见涩，其损必甚。缓则湿滞不消，滑则痰饮内蓄，缓与滑见，则湿必停而痰益甚。

　　阳盛则促，肺痈热毒。阴盛即结，疝瘕积郁。

　　数而有止为促，非阳盛乎，故有肺痈热毒之症；迟而有止为结，非阴盛乎，故有疝瘕积郁之症。

　　弦脉主饮，木侮脾经。阳弦头痛，阴弦腹疼。动主搏击，阴阳不调。阳动汗出，为痛为惊。阴动则热，崩中失血。

　　脉弦而土必虚，则湿自无土制而痰以生。故弦而在于寸，寸主上焦，其痛必在于头；弦在于尺，尺主下焦，其痛必在于腹。动为阴阳不和，动见于寸，则心肺受累，而惊痛与汗自至；动见于尺，则肾水受累，而崩中失血自生。

　　虚寒相搏，其名曰革。男子失精，女子漏血。若见脉代，真气衰绝。脓血症见，大命必折。伤寒霍乱，跌打闷绝。疮疽痛甚，女胎三月。

　　革脉由于精血亏损，故尔脉空不实，而见男子失精、女子漏血之症。至于脉代而绝，或脓血症见，未有不死。惟有伤寒霍乱、跌仆疮疽、痛甚胎产见之，以其暴伤暴闭，勿作死治也。

【点评】滑、长、细、洪、紧、促、弦、革、代诸脉各有主病主症，临床务必掌握。

脉之主病，有宜不宜。阴阳顺逆，吉凶可推。

病有阴阳，脉亦阴阳，顺应则吉，逆见则凶。下言脉症相应顺逆，总不出乎此理以为之贯通也。

【点评】脉宜不宜，是指阳病应见阳脉，阴病宜见阴脉，脉症相合，尚有生机，否则凶险立至。

中风之脉，却喜浮迟。坚大急疾，其凶可知。类中因气，身凉脉虚。类中因痰，脉滑形肥。类中因火，脉数面赤。

风有真中类中之各别。真中虽属实症，而亦由虚所招，故脉喜其浮迟，而忌坚急，恐其正虚邪胜，决无生也。类中本非风中，特症相似而名，故症与脉各以类见，而不能以一致耳。

【点评】中风之脉，真中、类中脉自有别。即便类中，其因不同，脉亦各异，临证当察。

伤寒热病，脉喜浮洪。沉微涩小，症反必凶。汗后脉静，身凉则安。汗后脉躁，热盛必难。始自太阳，浮紧而涩。及传而变，名状难悉。阳明则长，少阳则弦。太阴入里，沉迟必兼。及入少阴，其脉遂沉。厥阴热深，脉伏厥冷。阳证见阴，命必危殆。阴证见阳，虽困无害。中寒紧涩，阴阳俱紧。法当无汗，有汗伤命。

病阳脉宜见阳，病阴脉宜见阴。故伤寒热病自不宜见洪数之脉，与伤寒汗后更不宜见脉躁之象耳。即云寒邪传变，名状莫悉，与阴寒直中，阴阳俱紧，脉不一端。然大要阳得阴脉，脉与症反，命必危殆。若阴证而见浮大数动洪滑之阳，其脉虽与症反，在他症切忌，而伤寒邪气初解，病虽危困，亦未有害。惟伤寒汗出症虚，而脉反见阴阳俱紧，是其元气已脱，脉气不和，非吉兆也。

伤风在阳，脉浮而滑。伤风在阴，脉濡而弱。六经皆伤，或弦而数。阳不浮数，反濡而弱，阴不濡弱，反浮而滑，此非风寒，乃属温湿。若止濡缓，或兼细涩，此非风湿，更属湿着。

风为阳邪，风伤则脉自有浮滑弦数之象。但风有伤于阴，则浮与滑自不克见，以阳为阴所闭也。反是多因风为湿阻，故又名为风湿。如至浮数俱无，独见濡缓细涩，定知为湿所淫，所当分别以视也。

阴阳俱盛，热病之征。浮则脉滑，沉则数涩。中暑伤气，所以脉虚。或弦或细，或芤或迟。脉虽不一，总皆虚类。

凡脉而见阴阳俱盛者，未有不因热邪充溢之故。所以脉浮而滑，其热必挟有饮。脉沉数涩，其热必伤于阴。若暑则多气虚不固，以致暑得内袭，而脉亦虚不振。即或体有不同，脉见芤、弦、细、迟，然要皆属虚类，而不可实攻耳。

瘟脉无名，变见诸经。脉随病见，不可指定。

疫邪伏于募原，时出时没，其脉变换不定，故但随其所见以为指耳。

疟则自弦，弦即疟候。兼迟则寒，兼数则热。代散脉见，其体则折。

疟因风木邪盛凌土而湿不化，致挟停痰积饮而成，故脉始见自弦，再于兼见之中，别其寒热酌治，则病自愈。惟代散脉见，则命其必绝矣。

风寒湿气，合为五痹。浮涩与紧，三脉乃备。脚气之脉，其状有四。浮弦为风，濡弱为湿。迟涩为寒，洪数为热。痛非外因，当于尺取。滑缓沉弱，随脉酌治。

五痹、脚气等证，总不越乎风寒及湿三者以为之害。即或内淫为热，亦不越乎四者以为之伏。惟有痛非外因，而脉或于尺部而见，或滑，或缓，或沉，或弱，则又在于随脉酌施，而不可以风寒湿治也。

劳倦内伤，脾脉虚弱。汗出脉躁，治勿有药。劳极诸虚，浮软微弱。土败双弦，火炎则数。

虚证而见虚脉，此顺候也。若汗出而脉反躁，是为大逆，尚有何药可治乎？故弦数最为虚证切忌。

痞满滑大，痰火作孽。弦伏中虚，微涩衰薄。胀满之脉，浮大洪实。细而沉微，岐黄无术。水肿之症，有阴有阳。阴脉沉迟，阳脉洪数。浮大则生，沉细勿药。五脏为积，六腑为聚。实强可生，沉细难愈。黄疸湿热，洪数偏宜。不妨浮大，微涩难医。

痞胀、水肿、积聚、黄疸，虽其病因不同，形症各别，然终宜见有余之脉，则真气未绝，而治尚可愈矣。若至细小沉涩，形实气馁，将何有药可施乎？故皆为逆。

郁脉皆沉，甚则伏结。或代或促，知是郁极。胃气不失，尚可调治。气痛脉沉，下手便知。沉极则伏，涩弱难治。亦有沉滑，是气兼痰。心痛在寸，腹痛在关。心腹之痛，其类有九。细迟速愈，浮大延久。两胁疼痛，脉必双弦。紧细而弦，多怒气偏。沉涩而急，痰瘀之愆①。疝属肝病，脉必弦急。牢急者生，弱急者死。腰痛之脉，必弦而沉。沉为气滞，弦损肾元。兼浮者风，兼紧者寒。濡细则湿，寒则闪挫。头痛之病，六经皆有。风寒暑湿，气郁皆侵。脉宜浮滑，不宜短涩。

弦急、弦沉、伏涩、紧细，皆是痛证、气证、郁证本领。但痛极者，则脉必沉必伏；有

---

① 愆(qiān 千)：过错。

瘀者，则脉必涩。因湿者，则脉必濡；因痰者，则脉必滑；因风者，则脉必浮必弦；因寒者，则脉必紧；因湿者，则脉必滞必弱；因热者，则脉必数。因于痛极阴阳告绝者，则脉必疾；因于积极而痛者，其脉必牢。须以胃气不失为要。故痛症而见其脉浮大，最属不宜，短、涩、弱、急亦属不利，惟得沉、紧、迟、缓乃治。但头痛外感，非属内伤，其脉又宜浮大，最忌短涩，所当分别而异视也。

呕吐反胃，浮滑者昌。弦数紧涩，结肠者亡。饱逆甚危，浮缓乃宜。弦急必死，代结促微。吐泻脉滑，往来不匀。泻脉必沉，沉迟寒侵。沉数火热，沉虚滑脱。夏月泄泻，暑湿为殃。脉与病应，缓弱是形。微小则生，浮弦则死。霍乱之脉，代则勿讶①。迟微厥逆，是则可嗟②。泄泻下痢，沉小滑弱。实大浮数，发热则恶。

吐宜浮缓、浮滑，泻宜沉小、沉滑，吐泻交作，则脉必见往来不匀，虽暴见代勿虑。如其吐见弦急，泻见浮弦，并吐泻交作而见迟微厥逆，皆属不治，故以必死为断也。

嘈杂嗳气，审右寸关。紧滑可治，弦急则难。吞酸之脉，多弦而滑。沉迟是寒，洪数是热。痰脉多滑，浮滑兼风。沉滑兼寒，数滑兼热。弦滑为饮，微滑多虚。滑而兼实，痰在胸膈。结芤涩伏，痰固中脘。

嘈杂、嗳气，本属脾气不运，故切忌脉弦急，恐木克土故也。吞酸有寒有热，随症所见以为分别，故以沉迟、洪数分之。痰脉因不一端，滑是本象，惟有风则浮，有寒则沉，有热则数，有饮则弦，虚弱则微，结于胸膈为实，固于中脘则见结、芤、涩、伏之为异耳。

小便淋秘，鼻色必黄。实大可疗，涩小知亡。遗精白浊，当验于尺。结芤动紧，二症之的。微数精伤，洪数火逼。亦有心虚，寸左短小。脉迟可生，急疾便夭。便结之脉，迟伏勿疑。热结沉数，虚结沉

---

① 讶(yà 亚)：诧异，感到意外。
② 嗟(jiē 结)：惊叹。

迟。若是风燥，右尺浮起。

淋秘脉见涩小，精血已败，死亡至矣，此脉见不及者之必死也。遗浊虽有微数、洪数、短小之分，然急疾脉至，又非所宜，故曰便夭，此脉见太过者之必死也。若在便闭，里气不通，固应迟伏，然风寒湿热，当于脉迟、脉数、脉浮分辨，不可混同而囷治也。

咳嗽多浮，浮濡易治。沉伏而紧，死期将至。喘息抬肩，浮滑是顺。沉涩肢寒，均为逆症。

咳嗽肺疾，脉浮为宜，兼濡亦为病气将退。若使沉伏与紧，便与病反，故曰必死。喘证无非风痰内涌，当以浮滑为顺。若至肢寒沉涩，亦非吉兆，故曰为逆。

火热之脉，洪数为宜。微弱无神，根本脱离。三消之脉，数大者生。细微短涩，应手堪惊。骨蒸发热，脉数为虚。热而涩小，必损其躯。痿因肺燥，必见浮弱。寸口若沉，发汗则错。

火症应见火脉，故三消骨蒸，须以数大为生，反是而见短、涩、微、弱，岂其宜乎？痿证本因肺燥血亏，脉浮尚不宜汗，岂有宜于寸口脉沉之候乎？

诸症失血，皆见芤脉。随其上下，以验所出。脉贵沉细，浮大难治。蓄血在中，牢大则宜。沉细而微，速愈者稀。

失血脉宜见芤，以芤主空故也，故脉最宜沉涩而忌浮大，反是则逆矣。若至蓄血，最宜牢实而忌沉细，以血未损故也，反是峻剂莫投，故曰难愈。

心中惊悸，脉必代结。饮食之悸，沉伏动滑，癫乃重阴，狂乃重阳。浮洪吉象，沉急凶殃。痫宜虚缓，沉小急实。若但弦急，必死不失。

惊悸非属心气亏损，即属有物阻滞，故脉必见代结。若因饮食致悸，则有沉、伏、动、滑之象，所当审也。癫狂二症为病尚浅，故宜浮洪而恶沉急，反是则为病气入骨。痫宜虚缓，以其中有痰沫之故，弦急独见，是为真脏脉出，安望其再生耶！

耳病肾虚，其脉迟濡。浮大为风，洪动为火。沉濡为气，数实为热。若久聋者，专于肾责。暴病浮洪，两尺相同。或两尺数，阴虚上冲。齿痛肾虚，尺脉濡大。齿痛动摇，尺洪火炎。右寸关数，或洪而弦。非属肾虚，肠胃风热。口舌生疮，脉洪疾速。若见虚脉，中气不足。喉痹之脉，两寸洪盛。上盛下虚，脉忌微伏。

耳病当责于肾，以其肾窍开于耳者故耳。然亦须以浮风、洪火、濡气、数热、久聋为辨。如其是暴非久，又以两尺浮弦相同为验耳。齿虽属肾，而齿龈则属于胃，故辨齿痛脉象，须以尺濡、尺洪断其虚实，寸关洪数与弦，断其肠胃风热，未可尽以肾求也。口舌生疮，必与洪疾为实，虚则多属中气不足。喉痹症属上实，脉以寸盛为顺，若见微伏，真气已绝，故曰大忌。

中恶腹胀，紧细乃生。浮大为何，邪气已深。鬼祟之脉，左右不齐。乍大乍小，乍数乍迟。中毒洪大，脉与病符。稍或微细，必倾其身。虫伤之脉，尺沉而滑。紧急莫治，虚小可怯。

中恶宜于紧细，以其邪气未深之故，反是则邪盛正衰，非其宜也。鬼祟出没不定，故脉有难追求。中毒脉见洪大，是与病应，以毒主阳故也。稍见微细，真气绝矣，岂其宜乎？虫伤脉多沉滑，以其虫伏于内者故耳。紧急固见伤甚而阴阳离隔，虚小亦恐真气已损，皆为有虑。

【点评】以上各条是黄氏对多种病症所出现脉象的预后吉凶作了阐述，很有临床参考价值。

妇人之脉，尺宜常盛。右手脉大，亦属顺候。尺脉微迟，经闭三月。气血不足，法当温补。妇人尺脉，微弱而濡。年少得之，无子之兆。长大得之，绝孕之征。因病脉涩，有孕难保。

妇人以血为主，故尺宜常盛，而右脉宜大。故尺迟则经必闭，微弱而涩，在有孕固不克保，况无孕乎？

崩漏不止，脉多浮动。虚迟者生，实数者死。疝瘕之脉，肝肾弦紧。小便淋闭，少阴弦紧。

崩漏不止，已属血动不归，再见实数，则肾真气已绝，所以不宜见也。疝瘕主于肝肾，故肝肾弦紧，是即疝瘕之征也。淋闭主于少阴，故少阴弦紧，亦是淋闭之见也。

妇人有子，阴搏阳别。少阴动甚，其胎已结。滑疾不散，胎必三月。但疾不散，五月可别。阳疾为男，阴疾为女。女腹如箕，男腹如斧。

寸为阳，尺为阴，阴脉既已搏指而与阳寸之脉迥然各别，是即有子之征。心为手少阴经，心主血，若胎已内结，则少阴之脉势必往来流利，厥厥如豆之动。疾即数类，滑而且数，按之不散，是其精血已聚，故有三月之胎。滑诊不见，而但疾而不散，是其骨肉已成，脉无滑气，故有五月之胎。阳疾为男，阴疾为女，以阳主男阴主女故耳。女胎如箕，男胎如斧，以箕圆象地象阴，斧方象天象阳故耳。阳疾阴疾，统上下表里左右而言，不拘于左右分也。

【点评】以脉象来推断怀孕，这是古人的经验总结，有一定的诊断意义，值得参考。但不可拘泥，临床需结合现代的检查，方为稳当。"女腹如箕，男腹如斧"，是以孕妇肚子形状来判断生男生女，无科学依据，不足为凭。

妊娠之脉，实大为宜。沉细弦急，虚涩最忌。半产漏下，脉宜细小。急实断绝，不祥之兆。凡有妊娠，外感风寒。缓滑流利，其脉自佳。虚涩躁急，其胎必堕。胎前下利，脉宜滑小。若见疾涩，其寿必夭。

妊娠脉宜实大，以其内实故也。沉、细、弦、急，皆为真损胎堕之兆，最为切忌。半产漏下，脉见细小，是与病应。若胎漏既绝，脉又急实，真气已离，岂能生乎？妊娠感冒，脉宜流利，以其胎气未损者故耳。虚、涩、躁、急，是于胎气有损，故不宜见。有胎下利，脉宜滑小，而忌疾涩，以疾则气已离，以涩则血已伤故也，故以滑小为正。

临产之脉，又宜数滑。弦细短数，最属不利。产后沉小，微弱最宜。急实洪数，岐黄莫治。新产伤阴，血出不止。尺不上关，其命即丧。新产中风，热邪为殃。浮弱和缓，与病相当。小急弦涩，顷刻身亡。

临产脉乱滑数，是即胎动之应。若弦、细、短、数，则于胎中有损，最为不利。产后胎儿已下，肚腹空虚，实数不与症应，故曰不治。新产出血不止，尺不上关，元气下脱，不死何待？至于中风脉见和缓，内气未动，故曰相当。如至小、急、弦、涩，则内气已绝，无复生矣。

【点评】以上五条，黄氏专就《四言脉诀》中有关妇人病症所出现脉象的预后吉凶作了注释和发挥，值得仔细领会和掌握。

男子久病，当诊于气。脉强则生，脉弱则死。女子久病，当诊于血。脉弱则死，脉强则生。

久病则真气多损，故以强弱以辨生死。但男子则当以气为诊，以男主于气也；女人则当以血为诊，以女主于血故也。右寸脉强，则气未损，故曰可生；左寸脉旺，则血未竭，故曰不死。

【点评】本条黄氏对男女久病之脉的吉凶，作了具体阐发。而诊脉之男左女右之别，仅作参考，不可拘泥。

斑疹之脉，沉而且伏。火盛于表，阳脉浮数。热盛于里，阴脉实大。痘疹弦直，或沉细迟。汗后欲解，脉泼如蛇。伏坚尚可，伏弦堪嗟。

斑疹脉见沉伏，以毒本未伸泄者故耳，仍须以脉数实辨其属表属里。痘疹最宜外出，不宜内伏，故弦直细迟犹可升托，即伏不弦，犹可内解。若至伏弦，则毒内入已深，不能外出，所以堪嗟。

痈疽未溃，脉宜洪大。及其已溃，洪大始戒。肺痈已成，寸数而实。肺痿之脉，数而无力。肺痈色白，脉宜短涩。浮大相逢，气损无失。肠痈实热，滑数可必。沉细无根，其死可测。

> 未溃属实，洪大宜矣。溃后则虚，而脉犹见洪大，岂其宜乎？肺痈已成，寸实无虑，以脓在肺未除故也。肺痿则肺叶焦痿，脉数无力，亦所应见。惟肺痈几作，肺气虚损，其色应白，则脉亦当短涩，方与症应。若见浮大，知是气损血失，贼邪乘金，最非吉兆。肠痈本属实热，必得滑数，方云无事，若见沉细，是谓无根，丧期在即。

奇经八脉，不可不察。直上直下，尺寸俱牢。中央坚实，冲脉昭昭，胸中有寒，逆气里急。疝气攻心，支满溺失。

> 奇经者，不在十二正经之列，故以奇名。直上直下，弦长相似，尺寸俱牢，亦兼弦长，中央坚实，是明胸中有寒，故见逆气、里急之症。如疝气攻心，正逆急也。支满，胀也。溺失者，冲脉之邪干于肾也。

直上直下，尺寸俱浮。中央浮起，督脉可求。腰背强痛，风痫为忧。

> 直上直下，则弦长矣；尺寸俱浮，中央亦浮，则六部皆浮，又兼弦长矣，故其见症皆属风象。大抵风伤卫，故于督表见之；寒伤营，故于冲里见之。

寸口丸丸①，紧细实长。男疝女瘕，任脉可详。

> 寸口者，统寸关尺三部而言，非专指寸一部也。丸丸，动貌。紧细实长，因寒实于其内而见也。男疝女瘕，即所谓苦少腹绕脐，下引阴中切痛也。

寸左右弹，阳跷可决。或痫或疭，病苦在阳。尺左右弹，阴跷可别。或痫或瘛，病苦在阴。关左右弹，带脉之讯。病主带下，腹胀腰冷。

> 左右弹，紧脉之象也。阳跷主阳络，故应于寸而见浮紧而细；阴跷主阴络，故应于尺而

---

① 丸丸：像球滚动的样子。

见沉紧；带脉状如束带，在人腰间，故应于关而见浮紧。紧主寒，故三脉皆见寒症。如阳跷则或见于厥仆倒地、身软作声而痫，或筋缓而伸为痿。盖痫动而属阳，阳脉主之。阴跷则或见为语言颠倒、举止错动而癫，或筋急而缩为瘈。盖癫静而属阴，阴脉主之。带则病发腰腹，而有腹胀、腰冷、带下之症矣。

尺外斜上，至寸阴维。其病在里，故苦心痛。尺内斜上，至寸阳维。其病在表，故苦寒热。

从右尺手少阳三焦，斜至寸上手厥阴心包络之位，是阴维脉也。从左尺足少阴肾经，斜至寸上手太阳小肠之位，是阳维脉也。二脉皆载九道图中。斜上，不由正位而上，斜向大指，名为尺外；斜向小指，名为尺内。二脉一表一里，在阴维主里，则见心痛；阳维主表，则见寒热是也。

【点评】以上六条，黄氏对奇经八脉异常脉象所主之病作了分析。由于此类脉象颇难理解，掌握实属不易，可备作参考。

脉有反关，动在臂后。别由列缺，不干证候。

反关本于有生之初，非病脉也，故曰不干症候。其脉不行寸口，出列缺络入臂后手阳明大肠之经。以其不顺行于关，故曰反关。凡见关上无脉，须令病患覆手以取方见。

【点评】反关脉，指桡动脉行于腕关节的背侧，是指一种生理性变异的脉位。有独见于一手，也有同时见于两手者。故医者切脉时，如果在寸口未能切到脉象时，应相应在寸口的背面切取。

经脉病脉，业已昭详。将绝之形，更当度量。心绝之脉，如操带钩。转豆躁疾，一日可忧。

《经》曰：脉来前曲后居，如操带钩，曰心死。前曲者，谓轻取则坚强而不柔。后居者，谓重取则牢实而不动，如持革带之钩，全失冲和之气。但钩无胃，故曰心死。转豆者，即《经》所谓如循薏苡子累累然，状其短实坚强，真脏脉也。又曰：心绝，一日死。

肝绝之脉，循刀责责。新张弓弦，死在八日。

《经》曰：真肝脉至，中外急如循刀刃。又曰：脉来急溢劲，如新张弓弦，曰肝死。又曰：肝绝，八日死。

脾绝雀啄，又同屋漏。一似流水，还如杯覆。

《旧诀》曰：雀啄连来四五啄，屋漏少刻一点落。若流水，若杯覆，皆脾绝也。经曰：脾绝，四日死。

肺绝维何，如风吹毛。毛羽中肤，三日而号。

《经》曰：如风吹毛，曰肺死。又曰：真肺脉至，如以毛羽中人肤。皆状其但毛而无胃气也。又曰：肺绝，三日死。

肾绝如何，发如夺索。辟辟弹石，四日而作。

《经》曰：脉来如夺索，辟辟如弹石，曰肾死。又曰：肾绝，四日死。《旧诀》云：弹石硬来寻即散，搭指散乱如解索。正谓此也。

命脉将绝，鱼翔虾游，至如涌泉，莫可挽留。

《旧诀》云：鱼翔似有又似无，虾游静中忽一跃。《经》云：浑浑革至如泉涌，绵绵其去如弦绝。皆死脉也。

【点评】五脏死脉，早在《内经》就有详细的论述。黄氏承《内经》之旨，提出"将绝之形，更当度量。"就是要求临床对五脏之死脉当引起高度的重视，以救危于顷刻。

脉理求真第三册

汪昂订[①]十二经脉歌

绣按：十二经络，皆为人身通气活血之具。其脉周流歧别，不可不为辨论，以究病情之起端，邪气之胜复，气血之盈亏，则临证索病，自有其枢，而不为其所惑矣，此经络歌义之不容忽也。玩书有言，直行为经，旁行为络。一似经络之义，业已尽是。讵知人身经络，其理推究靡穷，有可分论而见其端者，有可合论而得其意者。其分论而见，盖以经起中焦，常随营气下行而上；络起下焦，恒附营气上行而下。经起中焦，则经气之上升，实有过于其络；络起下焦，则络气之下降，实有越于其经。故经多以气主，而络多以血主也。经主于气，故凡外邪之入，多于经受，而络常处于后；络主于血，故凡经邪之满，转溢于络，而络始得以受。是以经常处实，络常处虚。络得由经而实，而络亦不得以虚名也。经因受邪最早，故症多以寒见，而脉亦寸浮而紧；络因受邪稍缓，故症多因热成，而脉常见尺数而涩。经则随行上下，邪本易受，而开发最易；络则邪伏隐僻，邪即难入，而升散维艰。即经有言络处经外，邪入先自络始。然既由络入经，而经流连不散，则邪又溢于络，而见缠绵不已，故经与络又各自病，是其各别之势，有不相混如此。以经络通同而论，则经与络，虽各本于脏气之受，然究不越人身大气以为鼓运，故能流行不悖。设非大气磅礴，则彼盛此衰，生气有阻，其何以为长养元气之自乎！此其会通之妙，又有不容或忽如此。是以初病多责于经，久病多责于络，久病而再流连不解，则又多责于经之奇。以故仲景著为《伤寒论》法，多以经传立解；孙思邈著为《千金》等书，多以络病久病立说。即今姑苏叶天士，祖孙思邈，作为《临证指南集》，亦以久病活络为要，皆与经络不悖。第其经穴众多，其中错综分行，自非纂诵，难以记忆。因阅《备要》所释古本歌诀，颇有便世，用是附载以为采择，非惟初学得此可

---

① 汪昂订：原无，据目录补。

以诵习，即老医得此，亦可以为临证之一助也。

【点评】十二经络，指十二经及其脉络。包括手三阴经(手太阴肺经、手厥阴心包经、手少阴心经)、手三阳经(手阳明大肠经、手少阳三焦经、手太阳小肠经)、足三阳经(足阳明胃经、足少阳胆经、足太阳膀胱经)、足三阴经(足太阴脾经、足厥阴肝经、足少阴肾经)。人体通过经络把所有的脏腑、器官、孔窍以及皮肉筋骨等组织联结成一个统一的有机整体。所以十二经络具有调节全身气血，联系脏腑肢节，沟通上下内外的作用。了解掌握十二经络的分布、循行、作用与发病情况，"以究病情之起端，邪气之胜复，气血之盈亏，则临证索病，自有其枢"，真可谓一语中的。

手太阴肺经

手太阴肺_脉中焦起，下络大肠_{肺与大肠相表里}胃口行_{胃之上脘，即贲门。}上膈属肺从肺系_{即喉管}，横从腋下臑内萦_{髆下对腋处名臑，音柔。}前于心与心包脉_{行少阴心主之前}，下肘循臂骨上廉_{臑尽处为肘，肘以下为臂}，遂入寸口上鱼际_{关前动脉为寸口，大指后肉隆起处名为鱼，鱼际，其间穴名}，大指内侧爪甲根_{少商穴止}，支络还从腕后出_{臂骨尽处为腕}，接次指交阳明经_{大肠}。此经多气而少血，是动则为喘满咳_{肺主气}。膨膨肺胀缺盆痛_{肩下横骨陷中名缺盆，阳明胃经穴}，两手交瞀①_{音茂为臂厥}。肺所生病咳上气，喘渴_{金不生水}烦心_{心脉上肺}胸满结_{脉布胸中}。臑臂之内前廉痛，为厥或为掌中热_{脉行少阴心主之前，掌心劳宫穴，属心包}。肩背痛是气_{盛有余}_{络脉交于手，上肩背}，小便数_{而欠}便频而短_{或汗出}_{肺主皮毛}。气虚亦痛_{肩背寒痛}溺色变_{母病及子}，少气不足以

---

① 瞀(mào 貌)：错乱。

报息_{肺虚}。

手阳明大肠经

手阳明经大肠脉，次指内侧起商阳_{本经穴名}。循指上廉出合谷_{俗名}
_{虎口穴}，两骨_{两指岐骨间}两筋中间行_{手背外侧，两筋陷中，阳溪穴}。循臂入肘_外
_廉行臑外_廉，肩髃_{音隅}，_{肩端两骨}前廉柱骨傍_{上出膀胱经之天柱骨，会于督脉之大}
_{椎。}会此_{六阳经皆会于大椎。故经文云上出于柱骨之会上}下入缺盆内_{肩下横骨陷中}，
络肺下膈属大肠_{相为表里}。支从缺盆上入颈，斜贯两颊下齿当。挟口人
中_{鼻下沟洫}交左右，上挟鼻孔尽迎香_{本经穴终，交足阳明}。此经血盛气亦
盛，是动齿痛颈亦肿。是主津液病所生_{大肠主津}，目黄_{大肠内热}口干_{无津}
鼽_{衄动鼽，音求，鼻水}。_{衄，鼻血}。喉痹_{金燥}痛在肩前臑，大指次指痛不用
_{不随人用，皆经脉所过}。

足阳明胃经

足阳明胃_脉鼻頞[①]起_{山根}，下循鼻外入上齿。环唇侠口交承浆_{下唇陷}
_中，颐后大迎颊车里_{腮下为颔，颔下为颐，耳下为颊车。大迎，颔下穴名}。耳前发
际至额颅，支循喉咙缺盆入。下膈属胃络脾宫_{相为表里}，直者下乳挟脐
中。支_者起胃口循腹里，下行直合气街逢_{即气冲}。遂由髀关_{抵伏兔}下膝
膑_{挟膝两筋为膑，一曰膝盖}，循胫外廉下足跗_{足面}中指通。支从中指入大指，
厉兑之穴经尽矣_{交足太阴}。此经多气复多血，振寒呻欠_{呻吟呵欠}而颜黑。
病至恶见火与人_{血气盛而热甚}，忌闻木声心惕惕_{阳明土，恶木也}。闭户塞

---

① 頞(è 饿)：鼻梁。

牖①欲独处，甚则登高而歌弃衣而走。贲奔响腹胀脉循腹里，水火相激而作声为骭厥足胫为骭，狂疟温淫及汗出阳明法多汗。鼽衄口喎并唇胗音诊，唇疡。脉挟口环唇，颈肿喉痹循颐循喉腹水肿土不制水。膺乳膺窗、乳中、乳根，皆本经乳间穴膝膑股伏兔膝上六寸肉起处，骭外足跗上皆痛。气盛热在身以前阳明行身之前，有余消谷善饥溺黄甚。不足身以前皆寒，胃中寒而腹胀壅。

足太阴脾经

太阴脾脉起足大指，循指内侧白肉际。过核骨后孤拐骨。张景岳曰：非也，即大指后圆骨内踝前胫旁曰踝，上腨音善，足肚也。一作踹，音短，足跟也。然经中二字通用循胫膝股里。股内兼廉入腹中，属脾络胃相为表里上膈通。挟咽连舌本，舌根也散舌下，支者从胃上膈注心宫。此经血少而气旺，是动即病舌本强上声。食则呕出胃脘痛，心中善噫即嗳而腹胀。得后与气大便嗳气快然衰病衰，脾病身重脾主肌肉不能动摇。瘕泄瘕积泄泻水闭及黄疸脾湿，烦心心痛即胃脘痛食难消食不下。强立股膝内多肿脾主四肢，不能卧因胃不和。

手少阴心经

手少阴心脉起心经，下膈直络小肠承相为表里。支者挟咽系目系，直者从心系上肺腾。下腋循臑后廉出，太阴脉心主心包之后行行二脉之后。下肘循臂内后廉抵掌后，锐骨之端掌后尖骨小指停少冲穴，交手太阳。此经少血而多气，是动咽干少阴火，脉侠咽心痛应。目黄胁痛系目出胁渴欲饮，臂臑内后廉痛掌热蒸。

---

① 牖(yǒu 友)：窗户。

手太阳小肠经

手太阳经小肠脉，小指之端起少泽_{本经穴}。循手_{外侧}上腕_{臂骨尽处为}_{腕出踝中掌侧腕下锐骨为踝}，上臂骨_{下廉}出肘内侧。两筋之间臑_外后廉，出肩解_{脊旁为脊①，脊上两角为肩解}而绕肩胛_{肩下成片骨}。交肩之上入缺盆_{肩下横骨陷中}，直络心中循嗌咽。下膈抵胃属小肠_{小肠与心为表里}，支从缺盆上颈颊。至目锐眦②入耳中_{至本经听宫穴}，支者别颊复上顿③_{音拙，目下}。抵鼻至于目内眦_{内角}，络颧交足太阳接。嗌痛颔肿_{循咽循颈}头难回_{不可以顾}，肩似拔兮臑似折_{出肩循臑}。耳聋目黄肿颊间_{入耳至眦上颊}，是所生病为主液_{小肠主液}。颈颔肩臑肘臂_{外廉}痛，此经少气而多血。

足太阳膀胱经

足太阳经膀胱脉，目内眦上额交巅。支者从巅入耳_{上角}，直者从巅络脑间。还出下项循肩膊_{肩后之下为膊}，挟脊_{去脊各一寸五分，行十二俞等穴}抵腰循膂旋_{脊旁为膂}。络肾正属膀胱腑_{相为表里}，一支贯臀入腘传_{从腰脊下中行，行上中次下髎等穴，入腘④委中穴，膝后曲处为腘}。一支从膊别贯胛_{脊肉为胛}，挟脊_{去脊各三寸，行附分、魄户、膏肓等穴}循髀_{髀枢，股外为髀}合腘行_{与前入腘者合}。贯腨_{足肚}出踝_{胫旁曰踝}循京骨_{本经穴，足外侧赤白肉际}，小指外侧至阴_{穴全交足少阴}。此经少气而多血，头痛脊痛腰如折。目似脱兮项似拔，腘如结兮腨如裂。痔脉入肛疟_{太阳疟}狂癫疾并生_{癫狂篇亦有刺太阳经者}，鼽衄_{太阳经气}

---

① 膂(lǚ 吕)：脊梁骨。
② 眦(zì 自)：眼角。
③ 顿(zhuō 捉)：颧骨。
④ 腘(guó 国)：膝部后面，腿弯曲时形成窝儿的地方。

不能循经下行，上冲于脑而为衄衄目黄而泪出。囟项背腰尻腘腨尻，苦高切，病若动时皆痛彻。以上病皆经脉所过。

足少阴肾经

足肾经脉属少阴，斜从小指趋足心涌泉穴。出于然骨一作谷，足内踝骨陷中循内踝，入跟足后跟上腨腘内廉寻。上股内后廉直贯脊会于督脉长强穴，属肾下络膀胱深相为表里。直者从肾贯肝膈，入肺挟舌本循喉咙。支者从肺络心上，注于胸膻中交手厥阴心包经。此经多气而少血，是动病饥不欲食腹内饥而不嗜食。咳唾有血脉入肺故咳。肾主唾，肾损故见血喝喝喘肾气上奔，目䀮瞳子属肾心悬脉络心，水不制火坐起辄坐而欲起，阴虚不宁。善恐心惕惕如人将捕之肾志恐，咽肿舌干兼口热少阴火。上气肾水溢而为肿心痛或心烦脉络心，黄疸肾水乘脾，或为女劳疸肠澼肾移热于脾胃大肠，或痢或便血及痿骨痿厥下不足则上厥。脊股后廉之内痛，嗜卧少阴病，但欲寐足下热痛切。

手厥阴心包经

手厥阴经心主标，心包下膈络三焦心包与三焦为表里。起自胸中膻中支者出胁，下腋三寸循臑内迢。太阴肺少阴心中间走，入肘下臂两筋超掌后两筋横纹陷中。行掌心劳宫穴从中指出中冲穴，支从小指次指交小指内之次指，交三焦经。是经少气原多血，是动则病手心热肘臂挛急，腋下肿。甚则支满在胸胁，心中憺憺时大动，面赤目黄，笑不歇。是主脉所生病者心主脉，掌热心烦心痛掣皆经脉所过。

手少阳三焦经

手少阳经三焦脉，起手小指次指间无名指关冲穴。循腕表手背出臂外之两骨天井穴，贯肘循臑外上肩。交出足少阳胆之后，入缺盆布膻中传两乳中间。散络心包而下膈，循属三焦表里联三焦与心包为表里。支从膻中缺盆出，上项出耳上角巅。以屈下颊而至䪼，支从耳后入耳中缘。出走耳前过胆经客主人穴交两颊，至目锐眦外角胆经连交足少阳。是经少血还多气，耳聋嗌肿及喉痹少阳相火。气所生病气分三焦心包，皆主相火汗出多火蒸为汗，颊肿痛及目锐眦。耳后肩臑肘臂外，皆痛废及小次指小指、次指不用。

足少阳胆经

足少阳脉胆之经，起于两目锐眦边。上抵头角下耳后，循颈行手少阳前三焦。至肩却出少阳后，入缺盆中支者分。耳后入耳中耳前走，支别锐眦下大迎胃经穴，在颔前一寸三分动脉陷中。合手少阳抵于䪼目下，下加颊车下颈连。复合缺盆下胸贯膈，络肝属胆表里紫相为表里。循胁里向气街出侠脐四寸动脉，绕毛际入髀厌横横入，髀厌即髀枢。直者从缺盆下腋，循胸季胁过章门胁骨下为季胁，即肝经章门穴。下合髀厌即髀枢髀阳外循髀外行太阳阳明之间，出膝外廉外辅骨，即膝下两旁高骨缘。下抵绝骨出外踝外踝以上为绝骨，少阳行身侧，故每言外，循跗足面入小次指间。支者别跗入大指，循指歧骨出其端足大指本节后为歧骨，交肝经。此经多气而少血，是动口苦胆汁上溢善太息木气不舒。心胁疼痛转侧难，足热足外反热面尘体无泽木郁不能生荣。头痛颔痛锐眦痛，缺盆肿痛亦肿胁。马刀侠瘿颈腋生少阳疮疡，坚而不溃，汗出少阳相火振寒多疟疾少阳居半表半里，故疟发寒热，多属少阳。胸胁髀膝_外胫绝骨，外踝皆痛及诸节_{皆经脉所过}。

足厥阴肝经

足厥阴肝脉所终，大指之端毛际丛_{起大敦穴}。循足跗上廉_{上内踝中}_{封穴}，出太阴后_{脾脉之后}入腘中_{内廉}。循股_阴入毛_中绕阴器，上抵小腹挟胃通。属肝络胆_{相为表里}上贯膈，布于胁肋循喉咙_{之后}。上入颃颡^①_{咽颡}，本篇后又云络舌本连目系，出额会督顶巅逢_{与督脉会于巅百会穴}。支者复从目系出，下行颊里交环唇。支者从肝别贯膈，上注于肺乃交宫_{交于肺经}。是经血多而气少，腰痛俯仰难为工_{不可俯仰}。妇少腹痛男㿗疝_{脉抵小腹环阴器}，嗌干_{脉络喉咙}脱色面尘蒙_{木郁}。胸满呕逆及飧泄_{木克土}，狐疝遗尿_{肝虚}或闭癃_{肝火}。

【点评】十二经脉为手三阴、三阳，足三阴、三阳，通过经脉和络脉互相沟通，组成表里关系。其中，手太阳与手少阴为表里，手少阳与手厥阴为表里，手阳明与手太阴为表里；足太阳与足少阴为表里，足少阳与足厥阴为表里，足阳明与足太阴为表里。十二经脉的循行路线，《灵枢·逆顺肥瘦》曰："手之三阴，从脏走手；手之三阳，从手走头。足之三阳，从头走足；足之三阴，从足走腹。"其中，手太阴肺经左右各11穴，主治病症为：胸部满闷，肺胀，气喘，咳嗽，心烦，气短，肩背痛，及经脉所过部痛，厥冷，掌中热；手阳明大肠经左右各20穴，主治病症为：口干，鼻塞，衄血，齿痛，颈肿，喉痹，肩前、臂及食指痛，经脉所过处热肿或寒冷，肠绞痛，肠鸣，泄泻；足阳明胃经

---

① 颃颡（háng sǎng 杭嗓）：咽喉。

左右各45穴，主治肠胃等消化系统、神经系统、呼吸系统、循环系统某些病症和咽喉、头面、口、牙、鼻等器官病症，以及本经脉所经过部位之病症；足太阴脾经左右各21穴，主治脾胃病、妇科、前阴病及经脉循行部位的其他病证，如胃脘痛、食则呕、嗳气、腹胀、便溏、黄疸、身重无力、舌根强痛、下肢内侧肿胀、厥冷、足大趾运动障碍等；手少阴心经左右各9穴，主治病症为：咽喉干燥、心痛、口渴、厥冷、麻木、疼痛等；手太阳小肠经左右各19穴，主治病症为：咽喉痛，颌下肿不能回顾，肩部牵拉样疼痛，上臂痛如折断，耳聋，眼睛发黄，面颊肿，颈部、颌下、肩胛、上臂、前臂的外侧后边疼痛；足太阳膀胱经左右各67穴，主治泌尿生殖系统、精神神经系统、呼吸系统、循环系统、消化系统的病症及本经所过部位的病症，如癫痫、头痛、目疾、鼻病、遗尿、小便不利及下肢后侧部位的疼痛等；足少阴肾经左右各27穴，主治妇科、前阴、肾、肺、咽喉病证，如月经不调，阴挺，遗精，小便不利，水肿，便秘，泄泻，以及经脉循行部位的病变；手厥阴心包经左右各9穴，主治病症为：心中热，前臂和肘部拘挛疼痛，腋窝部肿胀，甚至胸中满闷，心悸，面赤，眼睛昏黄，喜笑不止；手少阳三焦经左右各23穴，主治病症为：自汗出，眼外眦痛，面颊肿，耳后、肩臂、肘部、前臂外侧均可发生疼痛，小指、无名指功能障碍等；足少阳胆经左右各44穴，主治侧头、眼、耳、鼻、喉、胸胁等部位病症，肝胆、神经系统疾病，发热病，以及本经所过部位的病症，如寒热，口苦，胁痛，偏头痛，外眼角痛，颈及锁骨上窝肿痛，腋下淋巴结肿大，股、膝、小腿外侧疼痛及第四足趾运动障碍等；足厥阴肝经左右各14穴，主治肝病、妇科、前阴病以及经脉循行部位的其他病症，如腰痛，胸满，呃逆，遗尿，小便不利，疝气，少腹肿等症。

奇经歌义

绣按：奇经八脉，前人论之详矣。考诸时珍有言，八脉阳维起于诸阳之会，由外踝而上行于卫分；阴维起于诸阴之交，由内踝而上行于营分，所以为一身之纲维也。阳跷起于跟中，由外踝上行于身之左右；阴跷起于跟中，循内踝上行于身之左右，所以使机关之跷捷也。督脉起于会阴，循背而行于身之后，为阳脉之总督，故曰阳脉之海；任脉起于会阴，循腹而行于身之前，为阴脉之承任，故曰阴脉之海。冲脉起于会阴，夹脐而行，直冲于上，为诸脉之冲要，故曰十二经之海。带脉则横围于腰，状如束带，所以总约诸脉者也。是故阳维主一身之表，阴维主一身之里，以乾坤言也；阳跷主一身左右之阳，阴跷主一身左右之阴，以东西言也；督主身后之阳，任冲主身前之阴，以南北言也；带脉横束诸脉，以六合言也。又考张洁古有云：跷者，捷疾也。二脉起于足，使人跷捷也。阳跷在肌肉之上，阳脉所行，通贯六腑，主持诸表，故名为阳跷之络；阴跷在肌肉之下，阴脉所行，贯通五脏，主持诸里，故名为阴跷之络。观诸所论八脉，虽在十二经络之外，因别其名为奇，然亦可为正经正络之辅。盖正经犹于地道之沟渠，奇经犹于沟渠外之湖泽。正经之沟渠不涸，则奇经之湖泽不致甚竭；正经之沟水既满，则奇经之湖泽必溅。所以昔人有云：脏气安和，经脉调畅，八脉之形无从而见，即经络受邪不致满溢，与奇经无预。若经络之邪热既满，势必溢于奇经。如天雨降下，沟渠满溢，滂霈①妄行，流于湖泽之意正自相符。且诸经皆为脏腑所配，此则自为起止，不与正经之例相同，故奇经又为十二经之约束。是以伤寒之邪，有从阳维而始传次三阳，有从阴维而始传次三阴。并脏气内结，邪气外溢，竟从奇经先受。然此由邪入内，而不于奇是留，非若十二经热满之必见有溢奇之日也。时珍云：医而知乎八脉，则十二经十五络之大旨得；仙而知乎八脉，则龙虎升降玄牝幽微之窍妙得。又曰：医不知此，罔探病机；仙不知此，难安炉鼎。旨哉斯言，录此以为医之一助。

【点评】奇经八脉是任脉、督脉、冲脉、带脉、阴跷脉、阳跷

---

① 滂霈（pāng pèi 乓沛）：水流广大貌。

脉、阴维脉、阳维脉的总称。所谓奇者，是指它们与十二正经不同，它们既不直属脏腑，又无表里配合关系，其循行别道奇行。奇经八脉的主要功能有二：一是沟通十二经脉之间的联系，它将部位相近、功能相似的经脉联系起来，达到统摄有关经脉气血、协调阴阳的作用；二是对十二经气血有蓄积渗灌等调节作用，当十二经脉及脏腑气血旺盛时，奇经八脉能加以蓄积，当人体功能活动需要时，奇经八脉又能渗灌供应。论中有曰："盖正经犹于地道之沟渠，奇经犹于沟渠外之湖泽"，比喻恰当，故奇经八脉"可为正经正络之辅"。

奇经脉歌汪昂增补

任脉起于中极底脐下四寸，穴名中极。任脉起于其下二阴之交会阴之穴。任由会阴而行腹，督由会阴而行背，以上毛际循腹里行中极穴。上于关元脐下三寸穴名至咽喉，上颐循面入目是络于承泣。冲脉起气街并少阴肾脉，挟脐上行胸中至任脉当脐中而上，冲脉挟脐旁而上。以上并出《素问·骨空论》。冲为五脏六腑海冲为血海，五脏六腑所禀气。上渗诸阳经灌诸精上出颃颡，从下冲上取兹义故名冲。亦有并肾下行者，注少阴络气街出。阴股内廉入腘中膝后曲处，伏行骱骨内踝际。下渗三阴肝脾肾灌诸络，以温肌肉至跗指循足面下涌泉入足大指。此段出《灵枢·逆顺肥瘦》篇。督脉起少腹骨中央，入系廷孔女人阴廷溺孔之端，即窈漏穴络阴器。合篡二阴之交名篡至后别绕臀，与臣阳络太阳中络少阴比与膀胱、肾二脉相合。上股内后廉贯脊属肾行，上同太阳起目内眦。上额交巅络脑间，下项循肩膊内仍挟脊。抵腰络肾此督脉并太阳而行者循男茎男子阴茎，下篡亦与女子类。又从少腹贯脐中央，贯心入喉颐及唇_{环唇}。上系目下中央际，此为并任_{此督脉并任脉而行者}亦同冲_脉。大抵三脉同一本_{冲任督三脉皆起于会阴之下，一原而三歧，异名而同体，《灵》《素》言之每错综}_{《灵枢·五音五味》篇：冲脉、任脉，皆起于胸中，上循背里。是又言冲任行背。故经亦有谓冲脉为督脉者。古图经有以任脉循背者谓之督。自少腹直上者谓之任，亦谓之督。今人大率以行身背者为督，行身前者为任，从中起者为冲。然考任督二经所行穴道，一在身前，一在身后；而冲脉居中，则无穴道。似当以此说为正}。督病少腹上冲心痛，不得前后_{二便不通}冲疝攻_{此督脉为病同于冲脉者}。其在女子为不孕_{冲为血海，任主胞络}，嗌干_{脉循咽喉}遗尿及痔癃_{络阴器，合篡间。此督脉为病同于冲任者}。任病男疝_{内结七疝}女瘕带_{带下瘕聚即妇人之疝}，冲病里急气逆_{冲血不足故急，气有余故逆。此段出《素问·骨空论》。督者，督领诸经之脉也。冲者，其气上冲也。任者，女子得之以任养也}。跷_{阴跷脉乃少阴}_肾_{之别脉，起然骨后}_{足内踝大骨之下，照海穴}_{至内踝。直上阴股入阴间，上循胸入缺盆过。出人迎前}_{胃经，颈旁动脉}_{入頄}_颧_眦_{目内眦，睛明穴，合于太阳阳跷和}_{阳跷脉始于膀胱经之申脉穴，足外踝下陷中。此段出《灵枢·脉度》篇}。此皆《灵》《素》说奇经，带及二维未说破。

【点评】论任、冲、督、阴阳跷脉之走向及所主病症。但因"带及二维未说破"，据《难经》补充于下：《难经·第二十八难》中记载，"带脉者，起于季胁，回身一周。阳跷脉者，起于跟中，循外踝上行，入风池。……阳维、阴维者，维络于身，溢蓄，不能环流灌溉诸经者也，故阳维起于诸阳会也，阴维起于诸阴交也。"黄氏亦按："阳维起于诸阳之会，由外踝而上行于卫分；阴维起于诸阴之交，由内踝而上行于营分，所以为一身之纲维也。……带脉则横围于腰，状如束带，所以总约诸脉者也。"

新增脉要简易便知

浮　如水漂木。主表实，亦主里。_{实虚。}

沉　重按乃得。_{在筋骨间。}主里实，亦主里虚。

数　一息六至。主实热，亦主虚寒。

迟　一息三至。主虚寒，亦主实热。

长　指下迢迢。_{上至鱼际，下至尺泽。}主气治，亦主阳盛阴虚。

短　两头缩缩。_{寸不通鱼际，尺不通尺泽。}主气损，亦主中窒。

大　应指满溢。_{长而无力。}主邪盛，亦主正虚。

小　三部皆小。_{指下显然。}主气虚，亦主内实。

洪　来盛去悠。_{既大且数。}主热极，亦主内虚。

微　按之模糊。_{若有若无，浮中沉皆是。}主阴阳气绝，亦主邪闭。

实　举指逼逼。_{举按皆强。}主热实，亦主寒实。

虚　豁然浮大。_{浮见。}主气血空虚。

紧　劲急弹手。_{弹如转索。}主寒闭，亦主表虚。

缓　来去和缓。主无病，亦主实热虚寒。

濡　如絮浮水。_{浮见。}主气衰，亦主外湿。

弱　小弱分明。_{沉见。}主气虚，亦分阴阳胃气。

芤　按之减小。_{浮沉皆有，中取减小。}主血虚。

弦　端直而长。_{浮沉皆见。}主木盛土衰，亦看兼脉。

滑　往来流利。_{数见。}主痰饮，亦主气虚不统。

涩　往来艰涩。_{迟见。}主血虚，亦主寒湿热闭。

动　两关滑数如珠。主阴阳相搏。

伏　着骨始得。_{较沉更甚。}主邪闭，亦分痰火寒气。

促　数时一止。主阳邪内陷。

结　迟时一止。主气血渐衰，亦主邪结。

革　浮取强直，按之中空。主精血虚损。

牢　沉取强直搏指。沉伏之间。主寒实。

疾　一息七八至。主阳亢，亦主阳浮。

细　细如蛛丝。主气虚，亦主热结里虚。

代　止歇有时。主气绝，亦主经隧有阻。

散　来去不明。主气散。

督　轻取弦长而浮。六脉皆见。主风伤身后总摄之阳，故脊强不能俯仰。

冲　按之弦长坚实。六脉皆是。主寒伤身前冲要之阴，故气逆里急。

任　紧细而长。六脉形如豆粒。主寒伤身前承任之阴，故少腹切痛。

阳维　右尺内斜至寸而浮。主邪伤一身之表，故寒热不能自持。

阴维　左尺外斜至寸而沉。主邪伤一身之里，故心痛失志。

阳跷　两寸左右弹浮紧细。主邪伤左右之阳，故腰背苦痛。

阴跷　两尺左右弹沉紧细。主邪伤左右之阴，故少腹切痛。

带脉　两关左右弹滑而紧。主邪伤中腰带束之处，故腰腹痛。

有力　久按根底不绝。非坚劲搏指。主病无害，亦防气逆。

有神　光泽润滑。稳厚肉里，不离中部。主病治，亦防痰蓄。

胃气　脉缓和匀。意思悠悠。主病愈，亦忌谷食减少，寸口脉平。

【点评】对前所论脉象的高度总结，简便明了，易于掌握。